Alisson David Silva

Planejamento de cardápios:
por onde começar?

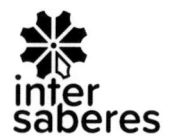

Rua Clara Vendramin, 58 . Mossunguê . CEP 81200-170
Curitiba . PR . Brasil . Fone: (41) 2106-4170
www.intersaberes.com . editora@intersaberes.com

Conselho editorial
Dr. Alexandre Coutinho Pagliarini
Drª Elena Godoy
Dr. Neri dos Santos
Mª Maria Lúcia Prado Sabatella

Editora-chefe
Lindsay Azambuja

Gerente editorial
Ariadne Nunes Wenger

Assistente editorial
Daniela Viroli Pereira Pinto

Preparação de originais
Arte e Texto Edição e Revisão de Textos

Edição de texto
Monique Francis Fagundes Gonçalves
Palavra do Editor

Capa
Ana Lucia Cintra (*design*)
Foxys Forest Manufactur, Images
Products e New Africa/Shutterstock
(imagens)

Projeto gráfico
Charles L. da Silva (*design*)
Iryn/Shutterstock (imagem)

Diagramação
Bruno Palma e Silva

Designer responsável
Ana Lucia Cintra

Iconografia
Regina Claudia Cruz Prestes
Sandra Lopis da Silveira

Dados Internacionais de Catalogação na Publicação (CIP)
(Câmara Brasileira do Livro, SP, Brasil)

Silva, Alisson David
  Planejamento de cardápios : por onde começar? / Alisson David Silva.
Curitiba, PR : Intersaberes, 2025.

  ISBN 978-85-227-1644-9

  1. Cardápios – Planejamento I. Título.

24-240144   CDD-642

Índices para catálogo sistemático:
1. Cardápios : Elaboração   642

Eliete Marques da Silva – Bibliotecária–CRB-8/9380

1ª edição, 2025.
Foi feito o depósito legal.
Informamos que é de inteira responsabilidade do autor a emissão de
conceitos.
Nenhuma parte desta publicação poderá ser reproduzida por qualquer meio
ou forma sem a prévia autorização da Editora InterSaberes.
A violação dos direitos autorais é crime estabelecido na Lei n. 9.610/1998
e punido pelo art. 184 do Código Penal.

Sumário

Apresentação, 7
Como aproveitar ao máximo este livro, 9

Capítulo 1
História e determinantes das escolhas alimentares, 13

1.1 Descobrindo a história da alimentação, 15
1.2 Conceitos fundamentais no planejamento dietético, 19
1.3 Determinantes das escolhas alimentares, 20
1.4 Hábitos alimentares da população brasileira, 22
1.5 Guias alimentares, 25

Capítulo 2
Necessidades nutricionais e recomendações dietéticas, 37

2.1 Necessidade *versus* recomendação nutricional, 39
2.2 Construção das recomendações nutricionais, 40
2.3 Aplicabilidade das recomendações de ingestão dietética, 43
2.4 Legislação brasileira, 49
2.5 Rotulagem de alimentos, 50

Capítulo 3
Planejamento dietético, 59

3.1 Fundamentos iniciais do planejamento dietético, 61
3.2 Estratégias para seleção e distribuição de refeições, 64
3.3 Seleção de alimentos, 65
3.4 Composição nutricional e ferramentas para planejamento alimentar, 68
3.5 Utilização de *softwares* na elaboração de dietas, 71

Capítulo 4
Planejamento de cardápios para coletividades, 77

4.1 Composição de refeições, tipos e padrão de cardápios, **80**
4.2 Tipos e padrões de cardápios, **84**
4.3 Fatores do cliente que influenciam a escolha nas preparações no cardápio, **87**
4.4 Planejamento horizontal, **93**
4.5 *Per capita* e composição nutricional, redação e avaliação dos cardápios elaborados, **96**

Capítulo 5
Programas envolvidos no planejamento de cardápios, 103

5.1 Programa Nacional de Alimentação Escolar, **105**
5.2 Programa de Alimentação do Trabalhador, **113**

Capítulo 6
Situações especiais, 121

6.1 Planejamento alimentar para vegetarianos, **123**
6.2 Planejamento dietético para diabéticos, **128**
6.3 Planejamento para pessoas com obesidade e sobrepeso, **132**
6.4 Planejamento para alérgicos e intolerantes, **134**
6.5 Planejamento nos distúrbios alimentares, **139**

Considerações finais, **147**
Lista de siglas, **149**
Referências, **151**
Respostas, **161**
Sobre o autor, **167**

Apresentação

É com grande prazer que apresentamos a você o livro *Planejamento de cardápios: por onde começar?*. Esta obra foi elaborada com o objetivo de oferecer um guia orientativo sobre esse aspecto fundamental da área da nutrição e da gastronomia.

No Capítulo 1, veremos como a história influenciou nossas escolhas alimentares e os diversos fatores que moldam essas decisões. Analisaremos desde questões culturais e sociais até aspectos econômicos e individuais. Também examinaremos os hábitos alimentares da população brasileira e discutiremos o papel dos guias alimentares na orientação e na tomada de decisões relacionadas à alimentação.

No Capítulo 2, trataremos das necessidades nutricionais essenciais para um planejamento alimentar eficaz. Ainda, apontaremos os diferentes requisitos nutricionais para diversas faixas etárias e condições de saúde, estabelecendo uma base para o desenvolvimento de cardápios.

No Capítulo 3, mostraremos como o planejamento dietético pode ser realizado de maneira estratégica e eficiente. Apresentaremos uma orientação sobre a seleção de alimentos, indicando critérios para escolher ingredientes que atendam às necessidades nutricionais e às preferências individuais. Além disso, abordaremos a combinação de preparações alimentares, fornecendo orientações sobre como criar refeições que sejam tanto nutritivas quanto saborosas. Com uma abordagem didática, esse capítulo visa equipar o leitor com as ferramentas necessárias para desenvolver planos alimentares que sejam eficazes, equilibrados e adaptáveis às necessidades específicas de qualquer indivíduo ou grupo.

No Capítulo 4, trataremos da elaboração de cardápios voltados para coletividades, como escolas, hospitais e instituições de longa permanência. Discutiremos os desafios e as soluções para garantir refeições nutricionalmente adequadas para grandes grupos, abordando aspectos logísticos, econômicos e nutricionais que são fundamentais para a criação de cardápios que satisfaçam a todos de maneira eficiente.

No Capítulo 5, exploraremos diversos programas e ferramentas utilizados no planejamento de cardápios para coletividades, incluindo o Programa de Alimentação do Trabalhador (PAT). Veremos como esses programas auxiliam na criação e na gestão de cardápios destinados a grupos, como escolas, hospitais e instituições de longa permanência.

Por fim, no Capítulo 6, abordaremos situações especiais que podem influenciar o planejamento de cardápios, como condições médicas específicas, dietas restritivas e necessidades alimentares de populações com características particulares, oferecendo diretrizes para adaptar cardápios a necessidades especiais, de modo a garantir que todos recebam uma alimentação segura e adequada.

Boa leitura!

Como aproveitar ao máximo este livro

Empregamos nesta obra recursos que visam enriquecer seu aprendizado, facilitar a compreensão dos conteúdos e tornar a leitura mais dinâmica. Conheça a seguir cada uma dessas ferramentas e saiba como estão distribuídas no decorrer deste livro para bem aproveitá-las.

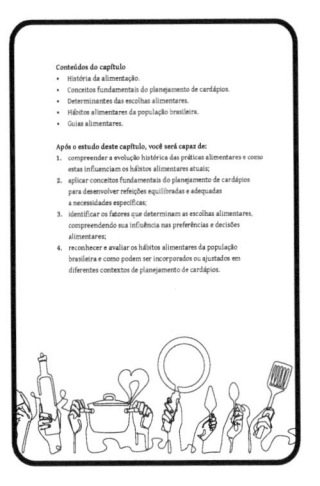

Conteúdos do capítulo

Logo na abertura do capítulo, relacionamos os conteúdos que nele serão abordados.

Após o estudo deste capítulo, você será capaz de:

Antes de iniciarmos nossa abordagem, listamos as habilidades trabalhadas no capítulo e os conhecimentos que você assimilará no decorrer do texto.

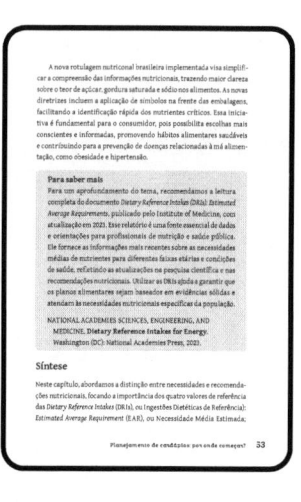

Para saber mais

Sugerimos a leitura de diferentes conteúdos digitais e impressos para que você aprofunde sua aprendizagem e siga buscando conhecimento.

Síntese

Ao final de cada capítulo, relacionamos as principais informações nele abordadas a fim de que você avalie as conclusões a que chegou, confirmando-as ou redefinindo-as.

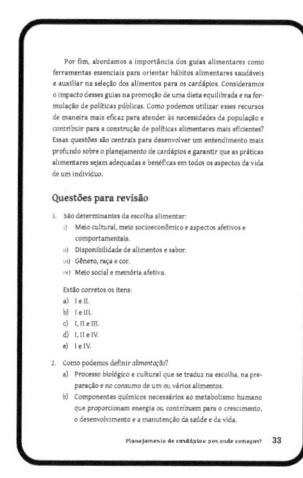

Questões para revisão

Ao realizar estas atividades, você poderá rever os principais conceitos analisados. Ao final do livro, disponibilizamos as respostas às questões para a verificação de sua aprendizagem.

Questões para reflexão

Ao propormos estas questões, pretendemos estimular sua reflexão crítica sobre temas que ampliam a discussão dos conteúdos tratados no capítulo, contemplando ideias e experiências que podem ser compartilhadas com seus pares.

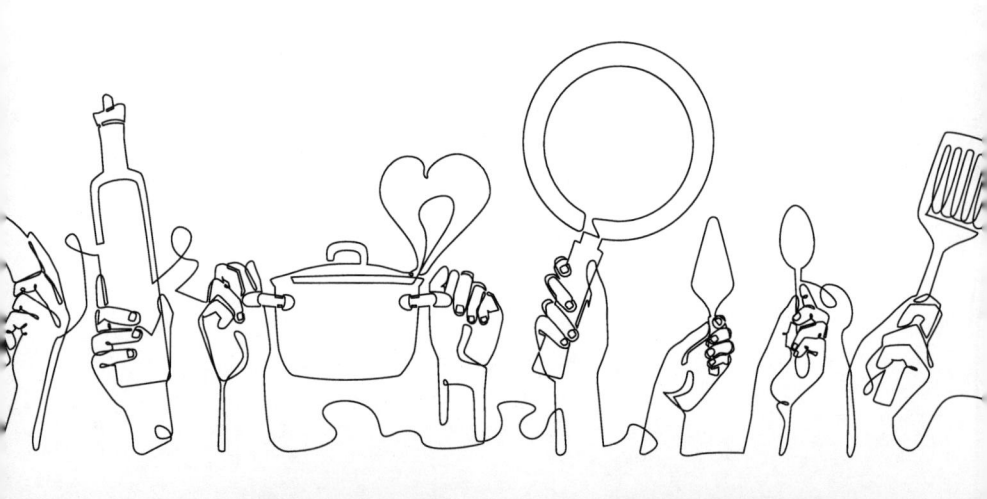

Capítulo 1

História e determinantes das escolhas alimentares

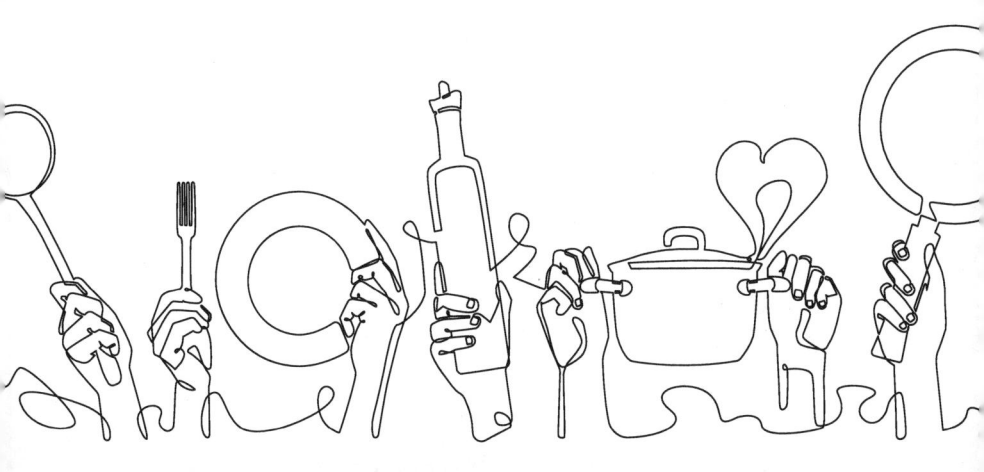

Conteúdos do capítulo
- História da alimentação.
- Conceitos fundamentais do planejamento de cardápios.
- Determinantes das escolhas alimentares.
- Hábitos alimentares da população brasileira.
- Guias alimentares.

Após o estudo deste capítulo, você será capaz de:
1. compreender a evolução histórica das práticas alimentares e como estas influenciam os hábitos alimentares atuais;
2. aplicar conceitos fundamentais do planejamento de cardápios para desenvolver refeições equilibradas e adequadas a necessidades específicas;
3. identificar os fatores que determinam as escolhas alimentares, compreendendo sua influência nas preferências e decisões alimentares;
4. reconhecer e avaliar os hábitos alimentares da população brasileira e como podem ser incorporados ou ajustados em diferentes contextos de planejamento de cardápios.

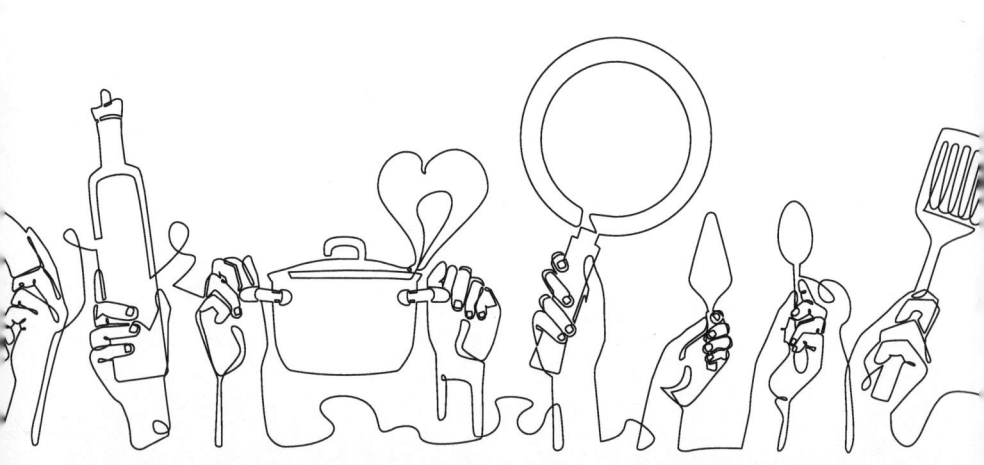

Neste capítulo, nosso objetivo principal é fornecer a base de conhecimentos necessários para que você desenvolva habilidades eficazes no planejamento de cardápios, tanto para indivíduos quanto para comunidades saudáveis. Para isso, iniciaremos com uma exploração da história da alimentação, a fim de esclarecer como evoluímos até o cenário atual. Compreender esse contexto histórico é essencial para realizar um planejamento dietético de forma apropriada. Em seguida, abordaremos os hábitos alimentares da população-alvo do cardápio. No caso específico do Brasil, examinaremos os padrões alimentares locais para propiciar reflexões importantes que servirão como base para a prática inicial.

Além disso, discutiremos os guias alimentares, que são ferramentas fundamentais para promover uma alimentação saudável e adequada. Conhecer e disseminar esses guias é uma responsabilidade de suma importância para o profissional nutricionista, contribuindo para a educação alimentar da população em geral.

Assim, nosso propósito é fornecer dados e referências que aprimorem sua compreensão sobre o planejamento de cardápios e orientá-lo no processo de elaboração de dietas. Buscamos, desse modo, fornecer a capacitação para que você desenvolva, de forma autônoma, uma metodologia que se adapte às suas necessidades individuais e às de seus clientes.

1.1 Descobrindo a história da alimentação

Precisamos compreender de que forma a evolução da história da alimentação molda nossos hábitos alimentares contemporâneos. É fundamental pararmos e analisarmos por que nos alimentamos da maneira como o fazemos atualmente. Ao refletirmos sobre o modo como o ser humano progrediu desde os tempos das cavernas até o ponto em que temos uma grande variedade de alimentos e métodos de preparo à nossa disposição, torna-se evidente que o fogo desempenhou um papel central nessa evolução. Já pensou em como nossa alimentação seria significativamente diferente sem o advento do fogo em nossa vida? E ele é somente um dos pontos primordiais para essa evolução.

Inicialmente, vamos tratar da Pré-História, quando a alimentação humana estava centrada na caça e na coleta, refletindo um estilo de vida nômade. Os primeiros humanos eram caçadores-coletores, pois dependiam principalmente de frutas e raízes para sua subsistência, embora a caça também fosse praticada. A habilidade de identificar frutas maduras era essencial, enquanto a ingestão de raízes podia ser menos eficaz em virtude de sua preparação. Apesar das limitações físicas para a caça, como a falta de garras e musculatura, os humanos se destacavam pela capacidade cognitiva, o que permitiu sua sobrevivência.

A carne foi considerada historicamente como um símbolo de riqueza e vitalidade social. Para garantirem o sucesso na caça, os humanos desenvolveram armas rudimentares, como lanças e flechas feitas de pedra e ossos de animais (Figura 1.1). Esses artefatos tornaram-se cruciais para enfrentar os desafios da sobrevivência na Pré-História.

Figura 1.1 – Ferramentas e armas criadas pelos homens pré-históricos

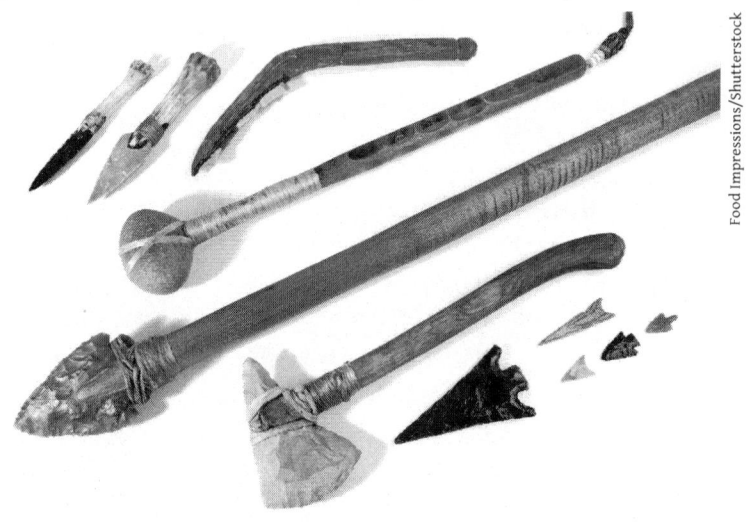

Food Impressions/Shutterstock

Há diversas teorias sobre a alimentação dos humanos ancestrais. Uma delas indica que eles se alimentavam predominantemente dos restos de caças de outros predadores, utilizando ferramentas para auxiliar no processo de obtenção da carne. No entanto, evidências arqueológicas apontam para a prática de caça direta, em que o homem pré-histórico possivelmente se envolvia na captura de animais. O empilhamento de carcaças em um local único sugere a formação de sistemas sociais em desenvolvimento, marcando uma importante etapa na evolução humana.

Apesar das diferentes interpretações, é consenso que a dieta dos humanos ancestrais era principalmente baseada em vegetais, com a carne sendo consumida ocasionalmente, seja por meio do roubo de presas capturadas por outros predadores, seja por meio de caças próprias. O surgimento da organização social, com o agrupamento de humanos em sociedade, representou uma ruptura decisiva com o antigo estilo de vida nômade, pavimentando o caminho para a evolução da espécie humana.

Outro fator importante na evolução humana foi o descobrimento do fogo, como já mencionamos. A domesticação do fogo foi um marco na história humana, não apenas transformando nossos hábitos alimentares, mas também moldando nossa evolução e história coletiva. Há cerca de 10 milhões de anos, os ancestrais humanos subsistiam do consumo de insetos e frutas crus. Com o tempo, a progressiva desertificação da região africana os obrigou a se adaptarem, estabelecendo uma dieta baseada em frutas fermentadas, o que propiciou o desenvolvimento de um mecanismo de metabolização do etanol.

A partir de 2,3 milhões de anos atrás, surgiram as primeiras espécies que podem ser consideradas humanas, como o *Homo habilis* e o *Homo erectus*. Este último foi o primeiro a deixar a África e desbravar territórios como a Eurásia, onde teve contato com alimentos como uvas e arroz. Ao migrar para a Europa, o *Homo erectus* enfrentou um clima mais temperado, o que levou a uma maior ingestão de carne e, com o advento dos incêndios, ao surgimento dos alimentos cozidos.

O fogo desempenhou um papel fundamental na transformação dos alimentos, tornando-os mais seguros e palatáveis. Além disso, congregou comunidades em torno da fogueira, marcando o início do estabelecimento humano em assentamentos fixos. Ao longo da história, o fogo permaneceu como um símbolo de segurança, abrigo e evolução, iluminando o caminho da humanidade até os dias atuais.

Por fim, devemos citar a agricultura, que representa mais uma transformação na história, não apenas modificando nossa relação com o ambiente, mas também moldando o desenvolvimento das sociedades. Ao possibilitar a transição de uma vida nômade para assentamentos fixos, a agricultura proporcionou estabilidade e permitiu o florescimento de comunidades permanentes. Com o cultivo de plantas e a domesticação de animais, a sociedade passou a contar com uma fonte mais constante e previsível de alimentos, aliviando a pressão sobre a busca diária por comida e possibilitando o surgimento de especializações econômicas e o comércio.

A revolução agrícola neolítica testemunhou a transição de sociedades de caçadores-coletores para comunidades agrícolas permanentes, enquanto civilizações como os maias, na América Central, desenvolveram técnicas avançadas de cultivo que sustentaram populações densas e sofisticadas. Na Era Moderna, a agricultura continua sendo uma força motriz, como visto na Revolução Verde[1], que aumentou dramaticamente a produção de alimentos, e nos avanços da agricultura de precisão e da biotecnologia, que prometem soluções mais eficientes e sustentáveis para os desafios alimentares e ambientais atuais.

---

1   A Revolução Verde foi um conjunto de inovações tecnológicas na agricultura iniciado entre as décadas de 1940 e 1960 que visou aumentar a produtividade agrícola por meio do desenvolvimento de variedades de alto rendimento de grãos, uso intensivo de fertilizantes, irrigação avançada e mecanização. Liderada por cientistas como Norman Borlaug, a Revolução Verde ajudou a combater a fome em países como México e Índia, mas também trouxe desafios, como a dependência de agroquímicos, organismos geneticamente modificados (OGMs), impactos ambientais e questões de desigualdade entre pequenos e grandes produtores.

1.2 Conceitos fundamentais no planejamento dietético

Primeiramente, precisamos compreender a diferença entre *alimentação* e *nutrição*. Apesar de serem termos utilizados como sinônimos, na área da nutrição, é necessário observarmos que eles apresentam uma diferença conceitual significativa.

Em 2013, o Ministério da Saúde lançou o *Glossário temático: alimentação e nutrição* (Brasil, 2013b), visando padronizar e difundir a terminologia no âmbito da nutrição. A adoção de definições consolidadas propicia um entendimento mais amplo a todos os envolvidos, promovendo uma comunicação mais eficaz.

Com base nos conceitos apresentados nesse material, exploraremos sua aplicação no planejamento de cardápios. Inicialmente, abordaremos a definição de *alimentação* conforme o Ministério da Saúde, que a descreve como o "processo biológico e cultural que se traduz na escolha, preparação e consumo de um ou vários alimentos" (Brasil, 2013b, p. 15). Observa-se que esse ato é voluntário, requerendo que o indivíduo assuma a responsabilidade pela escolha, pelo preparo e pelo consumo dos alimentos.

Já *nutrição* é um processo involuntário, desencadeado pelos alimentos ingeridos, envolvendo os estágios de digestão, absorção e utilização de nutrientes em nível celular. Embora a alimentação seja considerada voluntária, a seleção dos alimentos a serem consumidos nem sempre é consciente. Por isso, veremos as determinantes dessa escolha alimentar.

Vejamos agora a definição de *alimentos* e *nutrientes*. *Alimentos* são descritos como toda "substância que fornece os elementos necessários ao organismo humano para a sua formação, manutenção e desenvolvimento" (Brasil, 2013b, p. 16). Já *nutrientes* são identificados como todo "componente químico necessário ao metabolismo humano que proporciona energia ou contribui para o crescimento, o desenvolvimento e a manutenção da saúde e da vida" (Brasil, 2013b, p. 31). Esses elementos podem ser categorizados como macronutrientes ou micronutrientes, de acordo com a quantidade diária de que o organismo humano necessita. Cabe lembrar que macronutrientes são os carboidratos, as proteína e os lipídios, e os micronutrientes são as vitaminas e os minerais.

Apesar das definições apresentadas, é inadequado restringir a natureza dos alimentos apenas à categoria de fornecedores de nutrientes. Para além desse aspecto, a alimentação abrange dimensões culturais, sociais, individuais e coletivas, as quais influenciam as escolhas alimentares e, portanto, devem ser consideradas no planejamento dietético. Dessa forma, é pertinente aprofundarmos nossa compreensão sobre esses determinantes.

1.3 Determinantes das escolhas alimentares

Para além da função biológica da alimentação como provedora de nutrientes, é essencial considerar que as escolhas alimentares dos indivíduos são influenciadas pelo contexto social e cultural em que estão inseridos. Os alimentos não são necessariamente selecionados com base nos nutrientes que oferecem; com mais frequência, a escolha dos itens que compõem uma refeição é guiada pela pertinência à cultura regional, pela sua contribuição para a convivialidade social ou, até mesmo, pelo *status* associado a eles. A preferência por determinados alimentos também está relacionada ao seu sabor, ao fato de agradarem ao paladar do consumidor, ou às memórias afetivas que podem evocar.

Aspectos socioeconômicos também demandam consideração, visto que a renda familiar e o nível de escolaridade exercem influência nas escolhas alimentares. De maneira geral, é observado que indivíduos com menor renda e nível educacional mais baixo tendem a ter uma dieta menos diversificada. Outro ponto relevante é a disponibilidade de alimentos, especialmente a proliferação de produtos ultraprocessados que estão amplamente acessíveis. Quando alimentos *in natura* não estão disponíveis no ambiente doméstico ou no local de trabalho, a probabilidade de consumo desses itens tende a ser significativamente reduzida.

Figura 1.2 – Determinantes da escolha alimentar

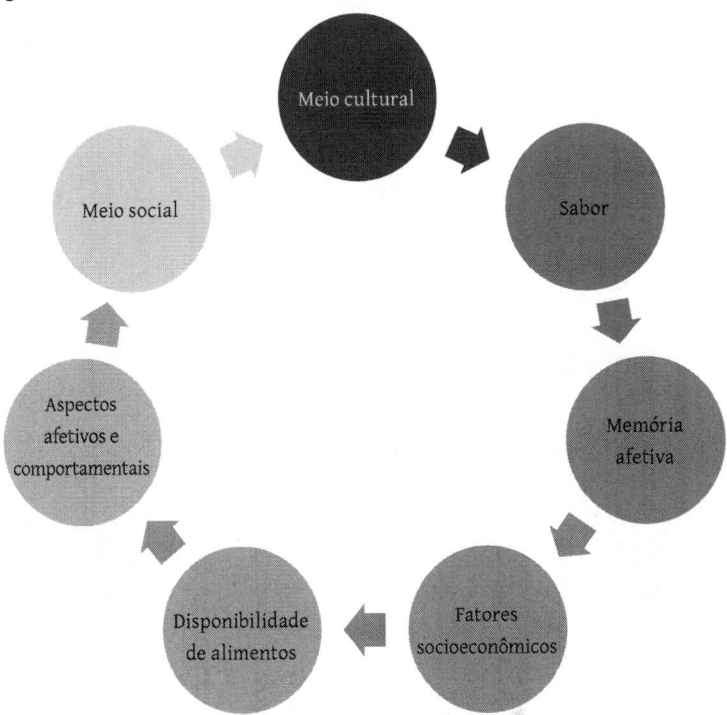

```
Meio cultural → Sabor → Memória afetiva → Fatores socioeconômicos → Disponibilidade de alimentos → Aspectos afetivos e comportamentais → Meio social → Meio cultural
```

Quando abordamos o conceito de *alimentação saudável*, devemos destacar que o Ministério da Saúde a define como um padrão que atende "às necessidades biológicas e sociais dos indivíduos, em conformidade com as diversas fases do curso da vida" (Brasil, 2013b, p. 15). Importante notar que essa definição não se restringe apenas ao fornecimento equilibrado de nutrientes, abrangendo também a dimensão social inerente à alimentação. Para ser considerada saudável, a alimentação deve ser física e financeiramente acessível, culturalmente contextualizada, saborosa, diversificada e equilibrada, além de garantir a segurança higiênica.

Também é essencial levar em conta aspectos afetivos e comportamentais relacionados ao ato de se alimentar (Brasil, 2013b). Dado que nosso objetivo é analisar o papel do nutricionista no Brasil, é imperativo compreender as peculiaridades de nossa região e cultura, bem como sua influência nos hábitos alimentares da população.

1.4 Hábitos alimentares da população brasileira

A transição demográfica, epidemiológica e alimentar no Brasil é claramente visível, especialmente quando consideramos os aspectos relacionados à história da alimentação. Além disso, ao longo das últimas duas ou três décadas, observou-se uma migração significativa das áreas rurais para as urbanas, acompanhada por mudanças no perfil de saúde da população e, claro, no perfil alimentar. Houve um notável aumento na incidência e na prevalência de doenças crônicas não transmissíveis, o que ocorreu concomitantemente ao aumento na expectativa de vida e à queda nas taxas de natalidade.

Nesse contexto, merece atenção a transição nutricional, conceituada por Kac e Velásquez-Meléndez (2003) como um fenômeno caracterizado por uma mudança nos padrões de distribuição dos problemas nutricionais ao longo do tempo. Isso implica uma alteração na gravidade e no risco associado aos problemas de saúde ligados aos padrões de alimentação, que passam, como resultado do avanço e da modernização, de problemas relacionados à desnutrição para a prevalência da obesidade.

Para esclarecermos essas mudanças, vamos utilizar os dados do Sistema de Vigilância de Fatores de Risco e Proteção para Doenças Crônicas por Inquérito Telefônico (Vigitel). Trata-se de um sistema de vigilância epidemiológica que coleta dados sobre fatores de risco para doenças crônicas não transmissíveis por meio de entrevistas telefônicas realizadas em amostras da população adulta residente nas capitais dos estados brasileiros e no Distrito Federal.

Segundo dados do Vigitel referentes ao ano de 2023 (Brasil, 2023), a frequência de adultos com excesso de peso variou entre 50,0% em Teresina e 65,2% no Rio de Janeiro. As maiores frequências de excesso de peso foram observadas, entre os homens, em Porto Alegre (68,8%), Rio de Janeiro (68,4%) e Campo Grande (66,9%) e, entre as mulheres, em Manaus (64,5%), Salvador (63,1%) e Cuiabá (62,9%). Por outro lado, as menores frequências de excesso de peso foram registradas, entre os homens, em Teresina (50,7%), São Luís (52,6%) e Belo Horizonte (55,5%) e, entre as mulheres, em Palmas (44,0%), Teresina (49,4%) e São Luís (51,4%). No conjunto das 27 cidades analisadas, a frequência de excesso de peso foi de 61,4%, sendo mais alta entre os homens (63,4%) do que entre as mulheres (59,6%). Além disso, a frequência dessa condição aumentou com a idade até os 54 anos e reduziu com o aumento da escolaridade.

Além do excesso de peso, existe a questão da obesidade. A frequência de adultos obesos, conforme dados do Vigitel referentes ao ano de 2023, variou entre 17,7% em Goiânia e 30,4% em Macapá. As maiores frequências de obesidade foram observadas, entre os homens, em Macapá (33,4%), Campo Grande (27,9%) e Porto Alegre (26,8%) e, entre as mulheres, em Fortaleza (29,8%), Cuiabá (29,7%) e Porto Alegre (29,6%). Por outro lado, as menores frequências de obesidade foram registradas, entre os homens, no Distrito Federal (16,9%), em São Luís (17,3%) e em Vitória (18,6%) e, entre as mulheres, em Goiânia (15,9%), Palmas (17,3%) e Maceió (19,3%). No conjunto das 27 cidades analisadas, a frequência de adultos obesos foi de 24,3%, com índices semelhantes entre mulheres (24,8%) e homens (23,8%). Ademais, a frequência de obesidade tendeu a ser maior nas faixas etárias até os 54 anos na população total e para os homens e até os 64 anos para as mulheres. Com relação à escolaridade, a frequência de obesidade diminuiu com o aumento desta tanto para a população total quanto para as mulheres (Brasil, 2023).

1.4.1 Consumo alimentar da população brasileira

Os dados alarmantes sobre excesso de peso e obesidade nos levam a refletir sobre como é possível modificar esses hábitos e melhorar a qualidade de vida da população brasileira. Com efeito, quando analisamos os números, vemos que a elevação dessas taxas está diretamente relacionada à modificação de hábitos de vida, como o sedentarismo e as dietas desequilibradas. Os dados obtidos na primeira edição da Pesquisa de Orçamentos Familiares (POF), feita pelo Instituto Brasileiro de Geografia e Estatística (IBGE) em 2004, quando comparados com os do Estudo Nacional de Despesas Familiares (Endef), realizado em 1974-1975, mostraram que, nesses 30 anos, a população brasileira aumentou significativamente o consumo de biscoitos (400%), refrigerantes (400%), embutidos (300%), alimentos prontos para consumo (82%) e carnes em geral (50%). Por outro lado, houve uma redução no consumo de arroz (23%), feijão (30%), raízes e tubérculos (30%), peixes (50%) e ovos (84%). Com relação ao consumo de frutas e hortaliças, houve pouca alteração no período, mas permaneceu em níveis considerados baixos (IBGE, 2004).

Já na pesquisa da POF realizada em 2017-2018 (IBGE, 2020), os dados se alteraram em alguns pontos. Entre 2008-2009 e 2017-2018, houve uma redução significativa na frequência de consumo de feijão (de 72,8% para 60,0%) e arroz (de 84,0% para 76,1%), enquanto o consumo de salada crua aumentou de 16,0% para 21,4%. Esse declínio no consumo de arroz foi mais acentuado no Sudeste, no Sul e no Centro-Oeste, especialmente entre indivíduos com maior renda (IBGE, 2010, 2020).

Ainda assim, na análise do consumo alimentar, destacam-se as maiores frequências de ingestão de café (78,1%), arroz (76,1%) e feijão (60,0%). Quanto às médias diárias *per capita*, os alimentos mais consumidos são café (163,2 g/dia), feijão (142,2 g/dia), arroz (131,4 g/dia), sucos (124,5 g/dia) e refrigerantes (67,1 g/dia). Observa-se também uma diferença na frequência de consumo de frutas, verduras e legumes entre adolescentes, adultos e idosos, com exceção do açaí e da batata inglesa.

Os adolescentes consomem quantidades significativamente maiores de sanduíches, *pizzas*, bebidas lácteas e salgadinhos em comparação aos idosos (IBGE, 2010, 2020).

Além disso, a frequência de consumo de carne bovina diminuiu para adolescentes, adultos e idosos, enquanto houve um aumento no consumo de aves e suínos no mesmo período. Registrou-se igualmente uma disparidade regional no consumo de certos alimentos, como farinha de mandioca, refrigerantes e vinho, com diferenças marcantes entre as regiões Norte, Sul e Nordeste (IBGE, 2010, 2020).

Com relação à composição nutricional da refeição do brasileiro, mais da metade (53,4%) das calorias consumidas vem de alimentos *in natura* ou minimamente processados, enquanto alimentos ultraprocessados contribuem com 27% das calorias diárias dos adolescentes e 15,1% das ingeridas por idosos. Embora a frequência de consumo alimentar fora de casa tenha diminuído de 2008-2009 para 2017-2018, ainda representa uma parte significativa do consumo energético total, com destaque para a Região Centro-Oeste (IBGE, 2010, 2020).

Finalmente, destaca-se que 13,5% da população adiciona sal a preparações prontas, principalmente homens adultos (16,5%), e 85,4% adicionam açúcar. A ingestão de sódio acima do limite aceitável é relatada por 53,5% da população, e a participação das gorduras saturadas na ingestão de energia diminuiu, possivelmente em virtude da redução no consumo de carne bovina (IBGE, 2010, 2020).

1.5 Guias alimentares

Segundo o Ministério da Saúde, os guias alimentares se constituem em instrumentos informativos que definem as diretrizes do país sobre alimentação saudável, com vistas à promoção da saúde (Brasil, 2024a). Esses guias têm como principal objetivo apoiar a adoção de práticas alimentares saudáveis e fornecer subsídios para políticas e programas voltados para a segurança alimentar e nutricional da população. O propósito é reduzir deficiências nutricionais e a incidência de doenças crônicas não transmissíveis por meio do incentivo ao consumo de alimentos saudáveis.

Os guias alimentares baseados nos alimentos visam educar sobre nutrição de forma clara e acessível, estimulando a adoção de estilos de vida saudáveis e prevenindo doenças. Esses guias priorizam o uso de termos compreensíveis para a maioria dos consumidores, destacando a importância de padrões alimentares práticos, flexíveis e culturalmente aceitáveis. Seu desenvolvimento passa por cinco etapas, incluindo: 1) identificação de problemas de saúde relacionados à dieta; 2) avaliação dos padrões de consumo alimentar; 3) integração com políticas de saúde; 4) construção do guia; e 5) avaliação de aceitação desse guia. Recomendações incluem mensagens diretas e positivas, considerando-se o nível de escolaridade da população, bem como percepções e valores alimentares. A representação gráfica do guia é uma ferramenta essencial para facilitar a compreensão e a lembrança dos alimentos recomendados. Esses guias têm sido desenvolvidos internacionalmente em diferentes formatos, como pirâmides, arco-íris e representações circulares, adaptando-se à cultura e às preferências de cada país.

A Food and Agriculture Organization – FAO (Organização das Nações Unidas para a Alimentação e a Agricultura) apresenta de maneira organizada os diversos guias alimentares ao redor do mundo. No *site* da instituição (FAO, 2024), você encontra os guias alimentares de diversos países, sendo interessante observar as diferenças entre cada um deles. Muitos países optam por incluir elementos gráficos que resumem o conteúdo desses guias. Por exemplo, os Estados Unidos adotam o My Plate (Figura 1.3), um modelo que representa um prato saudável. Já países como Nigéria, Irã, Bélgica e Índia utilizam a pirâmide alimentar (Figura 1.4), enquanto Austrália, Alemanha, Inglaterra e Chile preferem a roda de alimentos como representação gráfica (Figura 1.5).

Figura 1.3 – Ilustração do guia alimentar para os americanos

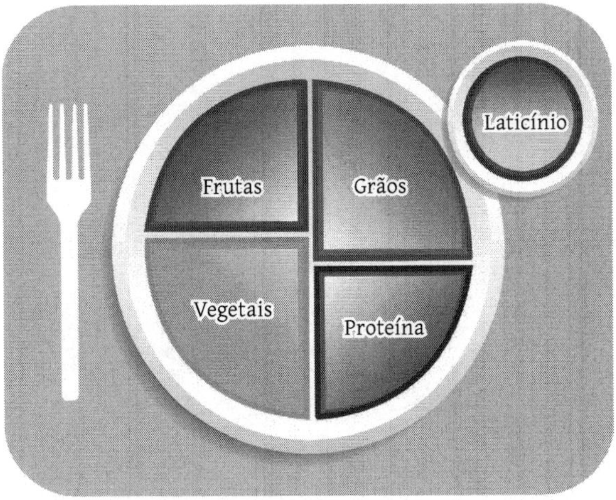

Figura 1.4 – Pirâmide alimentar

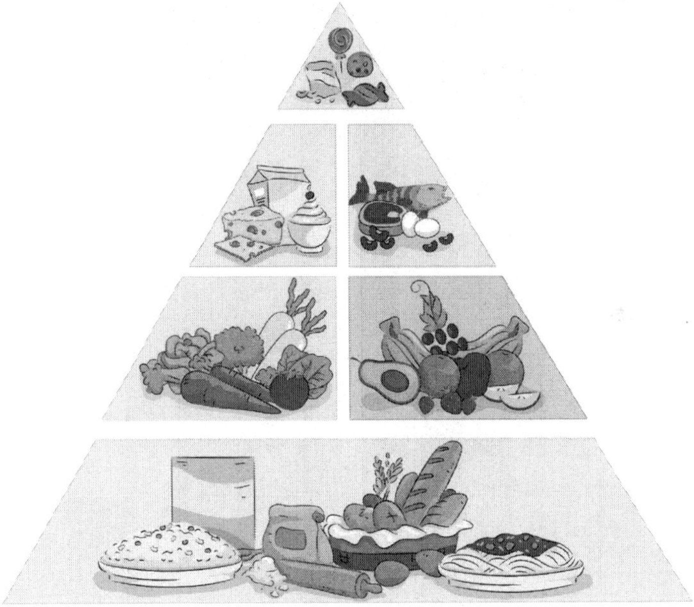

Figura 1.5 – Roda dos alimentos

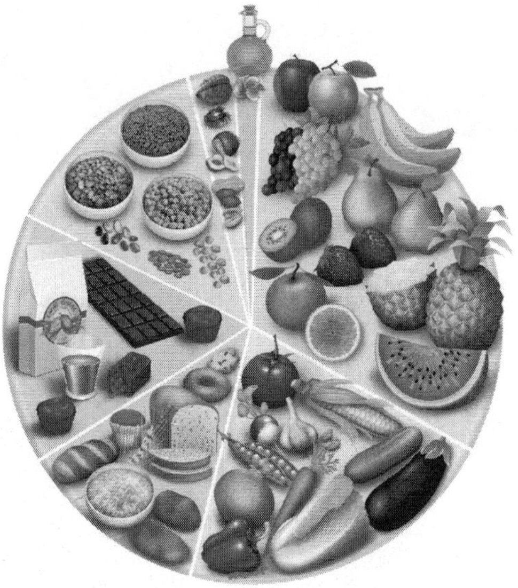

ilusmedical/Shutterstock

A primeira versão do *Guia alimentar para a população brasileira* foi lançada em 2006 (Brasil, 2006a), apresentando orientações oficiais para uma alimentação saudável. Seu objetivo era reduzir a ocorrência de doenças crônicas não transmissíveis e prevenir deficiências nutricionais. As diretrizes foram elaboradas com base nos alimentos comumente consumidos no Brasil e organizados em grupos, seguindo a estrutura da pirâmide alimentar brasileira. Além disso, o guia oferecia recomendações quantitativas sobre as porções ideais de cada grupo a serem consumidas diariamente, conforme demonstrado a seguir (Brasil, 2006a):

- Arroz, pães, massas, tubérculos e raízes: seis porções diárias.
- Frutas: três porções diárias.
- Legumes e verduras: três porções diárias.
- Leguminosas: uma porção diária.
- Leites e derivados: três porções diárias.
- Carnes, peixes ou ovos: uma porção diária.
- Açúcares, gorduras e sal: uma a duas porções diárias.

Em 2010, foi proposta uma nova classificação de alimentos, baseada em três grupos: 1) alimentos *in natura* e minimamente processados; 2) ingredientes culinários; e 3) ultraprocessados. Essa abordagem levou em consideração não apenas a composição de macronutrientes, mas também o grau de processamento dos alimentos. A classificação foi motivada pelo aumento do consumo de produtos ultraprocessados, associado ao aumento das taxas de excesso de peso e doenças crônicas não transmissíveis.

Em 2014, foi lançada a segunda edição do *Guia alimentar para a população brasileira* (Brasil, 2014b), que adotou essa classificação. O guia tem como objetivo promover a saúde e prevenir doenças, abordando não apenas a escolha de alimentos, mas também o comportamento alimentar e a sustentabilidade na produção de alimentos.

O guia é dividido em cinco capítulos, que incluem desde os princípios de sua elaboração até recomendações específicas sobre a escolha e a combinação de alimentos para a criação de refeições saudáveis. Também são discutidas questões relacionadas ao ato de comer, à convivência à mesa e aos obstáculos enfrentados para adotar uma alimentação saudável.

O guia alimentar de 2014, conforme mencionado anteriormente, adotou uma classificação dos alimentos com base no grau de processamento. Essa classificação é detalhada da seguinte forma (Brasil, 2014b):

- **Alimentos *in natura* ou alimentos minimamente processados**: esses alimentos são aqueles que não sofrem nenhuma alteração depois de serem retirados da natureza, como frutas, hortaliças e ovos. Os alimentos minimamente processados englobam os alimentos que passaram por um processamento industrial mínimo, como secagem, moagem, congelamento, fermentação e pasteurização. Nesses casos, não há adição de outros ingredientes além do próprio alimento em sua forma natural. Exemplos incluem arroz, farinha de trigo, fubá, carnes, leite e iogurte natural.
- **Óleos, gorduras, sal e açúcar**: extraídos de alimentos *in natura*, são utilizados para a transformação de alimentos *in natura* em

preparações culinárias ou refeições. No entanto, seu consumo deve ser moderado, pois o excesso está associado a doenças crônicas não transmissíveis. Exemplos desses alimentos incluem óleos vegetais (como milho, soja, girassol e oliva), manteiga, banha, açúcar de mesa, açúcar mascavo, açúcar demerara, sal refinado e sal grosso.

- **Alimentos processados**: são produtos que passam por algum tipo de processamento industrial, principalmente para aumentar sua vida útil. Embora derivados de alimentos *in natura*, eles frequentemente contêm adições de sal, açúcar ou outras substâncias culinárias. Exemplos incluem conservas, compotas, geleias, concentrados de tomate, carne seca, queijos e pães simples (feitos com farinha de trigo, levedura, água e sal). É importante limitar o consumo desses alimentos, pois o processamento e as adições podem afetar seu valor nutricional.
- **Alimentos ultraprocessados**: são formulações industriais que passam por várias etapas de produção e contêm ingredientes sintéticos, além de substâncias extraídas de alimentos. Sua composição nutricional geralmente é pobre e seu processo de produção, distribuição e consumo pode ter impactos negativos na cultura local, no meio ambiente e na sociedade. Exemplos incluem biscoitos, salgadinhos de pacote, refrigerantes, sucos artificiais, barras de cereal, misturas prontas para sopa e bolos, bebidas lácteas, *pizzas* congeladas, salsichas e outros produtos similares. O consumo desses alimentos deve ser evitado sempre que possível.

O guia também inclui algumas recomendações importantes para uma alimentação saudável (Brasil, 2014b):

- É sugerido que os alimentos *in natura* e minimamente processados sejam a base da dieta diária. Esses alimentos são aqueles que não passam por muitos processos industriais e incluem frutas, vegetais, ovos, entre outros.

- Quando se usam óleos, gorduras, sal e açúcar, é recomendado fazê-lo em pequenas quantidades ao temperar e cozinhar alimentos e ao criar preparações culinárias.
- O consumo de alimentos processados deve ser limitado, sendo ideal utilizá-los em pequenas quantidades como parte de receitas ou como complemento de refeições compostas principalmente por alimentos *in natura* ou minimamente processados.
- É aconselhável evitar o consumo de alimentos ultraprocessados, que são formulações industriais com muitos aditivos e poucos nutrientes.
- A regra de ouro é dar preferência sempre aos alimentos mais naturais, ou seja, os *in natura* e minimamente processados, evitando os ultraprocessados.

Essa edição do guia alimentar busca aumentar a autonomia das pessoas em relação à alimentação saudável, abordando não apenas aspectos nutricionais, mas também o ato de comer em si. Destaca-se a importância de comer regularmente e com atenção, em ambientes adequados e em companhia, para favorecer a digestão, controlar os sinais de fome e saciedade, promover a interação social e aumentar o prazer de se alimentar (Brasil, 2014b).

Além disso, o guia identifica obstáculos para a adoção de hábitos alimentares mais saudáveis, como falta de informação, disponibilidade, custo, habilidades culinárias, tempo e influência da publicidade de alimentos. Para superar esses obstáculos, sugerem-se estratégias como o planejamento e o pré-preparo de refeições para economizar tempo, assim como a busca por locais com maior variedade de alimentos *in natura* e minimamente processados, como feiras livres (Brasil, 2014b).

> **Para saber mais**
>
> Recomendamos como material complementar a série *História da Alimentação no Brasil*, dirigida por Eugenio Puppo. Disponível na Amazon Prime Video, a série é composta por 13 episódios e explora a evolução dos hábitos alimentares no Brasil de forma

> detalhada e envolvente, fornecendo uma perspectiva rica e visual sobre como as tradições alimentares brasileiras se desenvolveram ao longo do tempo. Assistir a essa série não só aprofundará seu entendimento sobre a influência histórica e cultural na alimentação brasileira, como também enriquecerá sua apreciação dos contextos e das mudanças que moldaram os hábitos alimentares do país.
>
> HISTÓRIA DA Alimentação no Brasil. Direção: Eugenio Puppo. Brasil: Amazon Prime Video, 2017. 352 min.

Síntese

Neste capítulo, exploramos a história da alimentação para evidenciar como os hábitos alimentares se desenvolveram e evoluíram ao longo do tempo. Destacamos que o ato de se alimentar é complexo e vai além da simples oferta de nutrientes. Embora a composição nutricional de um cardápio seja importante, é fundamental refletir sobre as dimensões sociais, culturais, ambientais e socioeconômicas que influenciam a alimentação de um indivíduo.

Essas dimensões podem moldar significativamente as escolhas alimentares. Ao considerar o planejamento de cardápios, é importante pensar em como aspectos históricos e culturais influenciam o que comemos e em como a evolução dos hábitos alimentares ao longo do tempo continua a impactar as dietas modernas.

Também discutimos os principais problemas nutricionais enfrentados pela população brasileira, como o sobrepeso e a obesidade, e analisamos como as mudanças nos padrões de consumo contribuíram para o aumento desses problemas. Isso leva à reflexão sobre o papel que podemos desempenhar na prevenção e na gestão dessas questões e sobre a forma como podemos usar o conhecimento de padrões alimentares históricos e atuais para enfrentar desafios contemporâneos.

Por fim, abordamos a importância dos guias alimentares como ferramentas essenciais para orientar hábitos alimentares saudáveis e auxiliar na seleção dos alimentos para os cardápios. Consideramos o impacto desses guias na promoção de uma dieta equilibrada e na formulação de políticas públicas. Como podemos utilizar esses recursos de maneira mais eficaz para atender às necessidades da população e contribuir para a construção de políticas alimentares mais eficientes? Essas questões são centrais para desenvolver um entendimento mais profundo sobre o planejamento de cardápios e garantir que as práticas alimentares sejam adequadas e benéficas em todos os aspectos da vida de um indivíduo.

Questões para revisão

1. São determinantes da escolha alimentar:
   I) Meio cultural, meio socioeconômico e aspectos afetivos e comportamentais.
   II) Disponibilidade de alimentos e sabor.
   III) Gênero, raça e cor.
   IV) Meio social e memória afetiva.

   Estão corretos os itens:
   a) I e II.
   b) I e III.
   c) I, II e III.
   d) I, II e IV.
   e) I e IV.

2. Como podemos definir *alimentação*?
   a) Processo biológico e cultural que se traduz na escolha, na preparação e no consumo de um ou vários alimentos.
   b) Componentes químicos necessários ao metabolismo humano que proporcionam energia ou contribuem para o crescimento, o desenvolvimento e a manutenção da saúde e da vida.

c) Processo químico que se traduz na escolha, na preparação e no consumo de um ou vários alimentos.

d) Estado fisiológico que resulta do consumo e da utilização biológica de energia e nutrientes em nível celular.

e) Estado metabólico que resulta do consumo e da utilização biológica de energia e nutrientes em nível celular.

3. Quanto aos hábitos alimentares da população brasileira, tem-se observado que:

a) mais da metade da população brasileira apresenta baixo peso ou desnutrição.

b) a elevação das taxas de sobrepeso e obesidade é atribuída à modificação de hábitos de vida, como sedentarismo e dietas desequilibradas.

c) de acordo com pesquisas brasileiras, a população do país aumentou o consumo de biscoitos, refrigerantes, embutidos, alimentos prontos para consumo e carnes.

d) conforme demonstrado por pesquisas brasileiras, a população brasileira reduziu o consumo de arroz, feijão, raízes e tubérculos, peixes e ovos.

e) conforme pesquisas brasileiras, o consumo de frutas e hortaliças se mantém insuficiente.

4. Os alimentos não são apenas simples fornecedores de nutrientes. Além desse aspecto, a alimentação apresenta várias dimensões. Cite pelo menos duas dimensões que devem ser consideradas no planejamento dietético.

5. O que é transição nutricional e de que forma ela reflete as mudanças nos padrões alimentares e nos perfis de saúde de uma população ao longo do tempo?

Questão para reflexão

1. Como a transição nutricional, que envolve a mudança de padrões alimentares tradicionais para dietas mais ocidentais e industrializadas, afeta a saúde pública global e localmente? Considere como essas mudanças influenciam as taxas de doenças crônicas, como obesidade e diabetes, e o impacto que causam na qualidade de vida das populações. Além disso, reflita sobre as implicações para o planejamento alimentar e a formulação de políticas públicas. Como podemos adaptar as estratégias de nutrição para abordar as novas necessidades e os desafios emergentes, garantindo que intervenções e políticas sejam culturalmente sensíveis e eficazes?

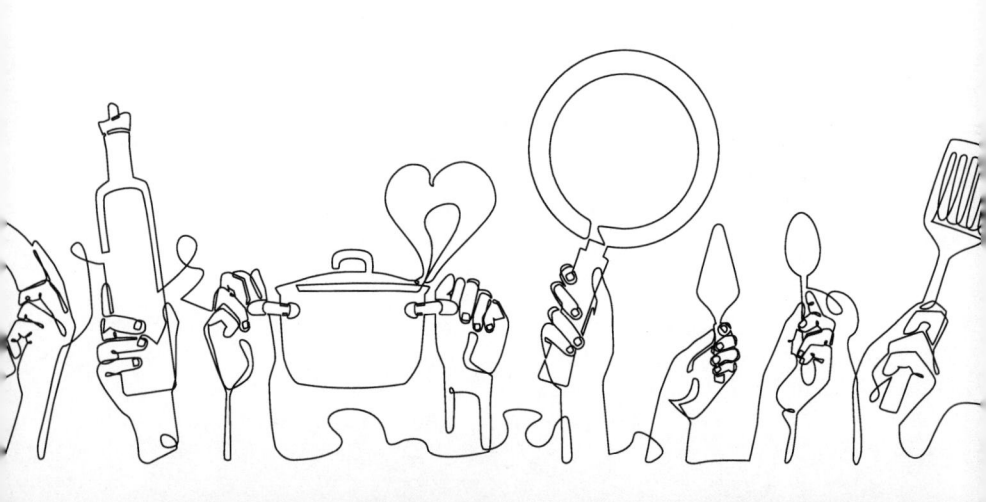

Capítulo 2
Necessidades nutricionais e recomendações dietéticas

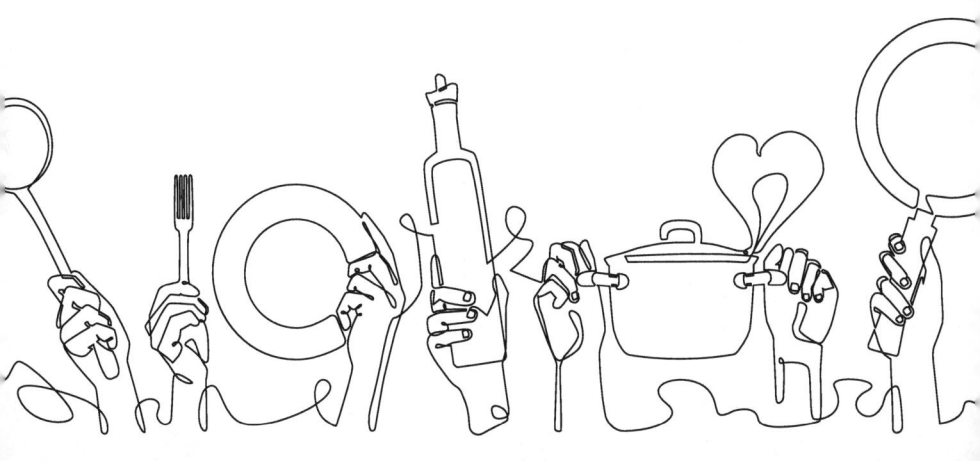

Conteúdos do capítulo
- Necessidades nutricionais.
- Aplicabilidade das recomendações de ingestão dietética.
- Legislação brasileira no âmbito das recomendações dietéticas.
- Rotulagem de alimentos.

Após o estudo deste capítulo, você será capaz de:
1. compreender as necessidades nutricionais específicas para diferentes grupos populacionais e condições de saúde, o que permite a elaboração de dietas que atendam a essas necessidades;
2. aplicar as recomendações de ingestão dietética no planejamento de cardápios, garantindo que as dietas ofereçam os nutrientes necessários para a saúde ideal;
3. interpretar e aplicar a legislação brasileira referente às recomendações dietéticas, assegurando que suas práticas estejam em conformidade com as normas vigentes;
4. entender e utilizar as informações fornecidas pela rotulagem de alimentos para orientar escolhas alimentares informadas e promover uma alimentação saudável.

Ao fazer o planejamento dietético, é importante que o profissional nutricionista tenha um bom entendimento sobre as recomendações nutricionais, diferenciando claramente o que é recomendado e o que é necessário para a saúde do indivíduo. Nesse contexto, é pertinente explorar as diretrizes referentes a micronutrientes, isto é, vitaminas e minerais, considerando a Ingestão Dietética Recomendada (IDR), também conhecida pela sigla em inglês DRI (*Dietary Reference Intakes*). Tais recomendações não apenas servem como pilares para a orientação alimentar como também guiam de forma precisa o processo de elaboração de planos dietéticos individualizados.

É essencial compreender a aplicabilidade de cada valor recomendado em diferentes contextos, levando em consideração as particularidades do paciente, como idade, sexo, condições de saúde e estilo de vida. A adequação dessas recomendações é essencial para garantir a prevenção de deficiências nutricionais, bem como para promover a saúde e o bem-estar ao longo da vida.

Portanto, ao considerar as recomendações de nutrientes, o nutricionista pode desempenhar um papel fundamental na promoção de hábitos alimentares saudáveis e na prevenção de doenças relacionadas à alimentação, contribuindo para a melhoria da qualidade de vida de seus pacientes.

2.1 Necessidade *versus* recomendação nutricional

Frequentemente, os termos *necessidade* e *recomendação nutricional* são utilizados, de forma equivocada, como sinônimos. É importante compreender que a **necessidade nutricional** se refere à quantidade de nutrientes e energia indispensável para suprir as demandas fisiológicas individuais de cada pessoa. O conhecimento detalhado das necessidades nutricionais de cada indivíduo antes da elaboração de um plano alimentar seria uma tarefa praticamente impossível. Por essa razão, recorremos ao conceito de recomendação nutricional.

A **recomendação nutricional** diz respeito à quantidade de nutrientes necessários para satisfazer as necessidades da maioria dos indivíduos saudáveis em uma população específica. Essas recomendações têm como propósito auxiliar os profissionais na avaliação do consumo alimentar e no planejamento dietético, para adequar a oferta de nutrientes e propiciar a prevenção de efeitos adversos resultantes de uma ingestão excessiva ou mesmo de uma ingestão deficitária.

As necessidades nutricionais são influenciadas por diversos fatores, como genética, idade, sexo e estado de saúde. Por exemplo, as necessidades nutricionais durante a infância são consideravelmente maiores do que na vida adulta, em razão do processo de crescimento. O mesmo princípio se aplica a períodos específicos da vida, como gestação e lactação, nos quais há uma demanda aumentada de energia e nutrientes para o desenvolvimento do bebê e a produção de leite materno.

Com base nos valores de referência das recomendações nutricionais, é possível avaliar a adequação do consumo alimentar por meio da comparação da ingestão habitual com as recomendações. Além disso, é viável realizar o planejamento dietético com o objetivo de reduzir o risco de inadequações, seja pela carência, seja pelo excesso de nutrientes. Esse processo envolve uma análise cuidadosa das necessidades individuais, com a adaptação das recomendações nutricionais de acordo com as características específicas de cada pessoa.

2.2 Construção das recomendações nutricionais

As primeiras Recomendações Dietéticas Adequadas (RDAs) foram estabelecidas em 1941 pelo Estados Unidos, para combater a desnutrição durante a Segunda Guerra. Ao longo dos anos, houve revisões periódicas, de forma que o número de nutrientes listados aumentou de 8 para 25 em 1989. Essas RDAs tornaram-se a base científica para orientações alimentares em vários países, incluindo o Canadá. Além disso, em 1989, o Conselho de Alimentação e Nutrição dos Estados Unidos lançou o relatório "Dieta e Saúde", que destacou a relação entre dieta e doenças crônicas não transmissíveis, como doenças cardiovasculares e câncer, direcionando a preocupação pública para questões de saúde de longo prazo (Murphy, 2016).

Uma mudança significativa na abordagem das RDAs foi impulsionada pelo crescente uso dessas diretrizes de maneiras que não eram cientificamente robustas. Isso ocorreu em virtude da disponibilidade de apenas um valor de referência para cada nutriente, geralmente representando uma ingestão diária recomendada para um amplo grupo de idade e sexo. Isso limitava a capacidade de determinar em que ponto abaixo desse valor a ingestão de um indivíduo seria inadequada, ou onde a ingestão de um grupo populacional em estudo poderia ser considerada inadequada. Esses dados são fundamentais para decidir quais nutrientes devem ser considerados para inclusão em programas de fortificação de alimentos ou em pacotes de alimentos suplementares fornecidos a subgrupos específicos, como o Programa Especial de Suplementação Alimentar para Mulheres, Bebês e Crianças, nos Estados Unidos (Murphy, 2016).

Uma nova abordagem surgiu para identificar aqueles verdadeiramente em risco de deficiência ou excesso de nutrientes, introduzindo o uso de três valores de referência dietéticos no relatório do Reino Unido em 1991. Estes incluíam um nível mais baixo, em que a deficiência seria considerada presente em quase todos, uma média de necessidade e também um nível mais alto, que seria adequado para quase todos no grupo de idade e sexo ao qual se aplicava. Essa abordagem, além de identificar potenciais efeitos adversos da ingestão excessiva de nutrientes, tornou-se fundamental para a regulamentação da fortificação de alimentos por agências federais, especialmente à medida que a tecnologia permitia a adição de nutrientes em quantidades muito altas, quase farmacológicas (Murphy, 2016).

O Conselho de Nutrição e Alimentação dos Estados Unidos iniciou a exploração de recomendações de nutrientes em vários níveis, culminando, no ano de 1994, em um documento que propunha um *framework* expandido para valores de referência. Essas *Diretrizes de Referência de Ingestão* (DRIs), como passaram a ser chamadas, foram baseadas na necessidade de atender a múltiplos usuários e necessidades, incluindo rotulagem, limites para fortificação de alimentos e capacidade de avaliar a adequação de dietas de grupos populacionais específicos. As DRIs foram desenvolvidas por painéis de especialistas sob a orientação do Comitê Permanente do Conselho de Alimentação e Nutrição dos Estados Unidos, sobre a Avaliação Científica de Ingestões Dietéticas de Referência. Posteriormente, as DRIs foram adotadas e utilizadas conjuntamente tanto no Canadá quanto nos Estados Unidos (Murphy, 2016).

Ao longo do tempo, as DRIs vêm sendo atualizadas, com novos valores de referência, o que torna nossa prática mais assertiva. Os marcos na definição das DRIs para os Estados Unidos e o Canadá são os seguintes (Murphy, 2016; Padovani et al., 2006):

- Em 1994, o Instituto de Medicina lançou um relatório intitulado "Como devem ser revisadas as Recomendações Dietéticas Adequadas?".
- Em 1997, foi emitido o relatório "Ingestões Dietéticas de Referência para cálcio, fósforo, magnésio, vitamina D e fluoreto".
- No ano seguinte, em 1998, dois relatórios foram publicados: "Ingestões Dietéticas de Referência: um modelo de avaliação de risco para estabelecer os níveis de ingestão superior para nutrientes" e "Ingestões Dietéticas de Referência para tiamina, riboflavina, niacina, vitamina B-6, folato, vitamina B-12, ácido pantotênico, biotina e colina".
- Em 2000, foi divulgado o relatório "Ingestões Dietéticas de Referência para vitamina C, vitamina E, selênio e carotenoides".
- No ano seguinte, em 2001, foi publicado o relatório "Ingestões Dietéticas de Referência para vitamina A, vitamina K, arsênio, boro, cromo, cobre, iodo, ferro, manganês, molibdênio, níquel, silício, vanádio e zinco".

- Em 2002, foi divulgado o relatório "Ingestões Dietéticas de Referência para energia, carboidratos, fibras, gorduras, ácidos graxos, colesterol, proteínas e aminoácidos (macronutrientes)".
- Em 2004, foi lançado o relatório "Ingestões Dietéticas de Referência para água, potássio, sódio, cloreto e sulfato".
- Em 2006, foi emitido o relatório "Ingestões Dietéticas de Referência: o guia essencial para os requisitos nutricionais".
- Em 2007, foi publicado o relatório "Síntese de pesquisa sobre Ingestões Dietéticas de Referência: resumo do *workshop*".
- Em 2008, foi lançado o relatório "O desenvolvimento das DRIs de 1994 a 2004: lições aprendidas e novos desafios – resumo do *workshop*".
- Em 2011, foi emitido o relatório "Ingestões Dietéticas de Referência para cálcio e vitamina D".

Esses relatórios representam uma série de esforços contínuos para estabelecer padrões nutricionais abrangentes que orientem as políticas de saúde pública e a prática clínica tanto nos Estados Unidos quanto no Canadá. As DRIs fornecem diretrizes importantes para a ingestão de nutrientes essenciais, contribuindo para a promoção da saúde e a prevenção de doenças em ambas as populações.

2.3 Aplicabilidade das recomendações de ingestão dietética

De acordo com a definição do Institute of Medicine (IOM), dos Estados Unidos, as DRIs consistem em um conjunto de valores de referência estabelecidos para o Canadá e os Estados Unidos, fundamentados em relações científicas entre a ingestão de nutrientes e indicadores de adequação, como a prevenção de doenças crônicas, em populações aparentemente saudáveis. Ao contrário das antigas recomendações americanas e canadenses, isto é, a RDA – *Recommended Dietary Allowance* (em português, Ingestão Dietética Recomendada) e a RNI – *Recommended Nutrient Intakes* (em português, Ingestão de Nutrientes Recomendada), respectivamente, que eram expressas como um único valor, as DRIs compreendem um conjunto de quatro recomendações, visando à redução tanto do risco de deficiência quanto do risco de excesso de nutrientes. Atualmente, estão disponíveis DRIs para 51 nutrientes, incluindo vitaminas e minerais.

Essas recomendações podem ser aplicadas tanto em nível individual quanto em grupos de indivíduos, sendo úteis para a avaliação do consumo alimentar e do planejamento dietético. Elas são apresentadas de acordo com o estágio de vida e o sexo, correspondendo a uma média de consumo. A seguir, vamos abordar os quatro valores de referência estabelecidos pelas DRIs: EAR – *Estimated Average Requirement* (Necessidade Média Estimada); RDA – *Recommended Dietary Allowance* (Recomendação Dietética Adequada); AI – *Adequate Intake* (Ingestão Adequada); e UL – *Tolerable Upper Intake Level* (Limite Superior Tolerável).

2.3.1 Necessidade Média Estimada

A Necessidade Média Estimada, ou *Estimated Average Requirement* (EAR), refere-se ao nível de ingestão diária de um nutriente necessário para satisfazer as necessidades de 50% de uma população saudável em determinada faixa etária e em determinado sexo. Embora o termo *necessidade média* seja utilizado, o valor expressa a mediana, já que a EAR atende às necessidades de metade do grupo, ultrapassando as necessidades da outra metade. Assim, aproximadamente metade da população teria uma ingestão abaixo de suas necessidades nesse nível (Padovani et al., 2006).

As necessidades nutricionais variam entre indivíduos, o que é representado por uma distribuição normal, como ilustrado no Gráfico 2.1. O parâmetro da EAR está na mediana dessa distribuição e representa o valor que atende às necessidades de 50% da população de indivíduos saudáveis na mesma faixa etária e sexo, mas não para a outra metade. Por exemplo, a EAR para cálcio em indivíduos de 19 a 30 anos é de 800 mg (IOM, 2011), o que indica que, se a ingestão média de cálcio de um indivíduo nessa faixa etária for de 600 mg, é provável que suas necessidades nutricionais não estejam sendo atendidas, sendo necessário melhorar o consumo desse nutriente (Padovani et al., 2006).

Gráfico 2.1 – Distribuição gaussiana dos parâmetros EAR e RDA

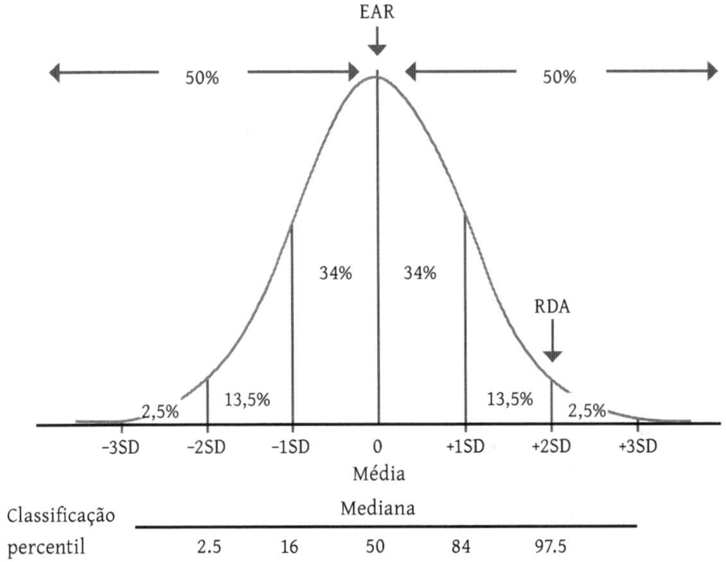
EAR
50%
50%
34%
34%
RDA
2,5%
13,5%
13,5%
2,5%
-3SD
-2SD
-1SD
0
+1SD
+2SD
+3SD
Média
Mediana
Classificação percentil
2.5
16
50
84
97.5

Fonte: Otten; Hellwig; Meyers, 2006, p. 22, tradução nossa.

Avaliar o consumo alimentar de grupos de indivíduos requer o uso da EAR como parâmetro fundamental. Para avaliar um grupo de indivíduos, é necessário utilizar ferramentas como o recordatório 24 horas ou o registro alimentar, comparando os dados com os valores de referência da EAR. Essa análise deve considerar tanto a ingestão de alimentos quanto a ingestão de suplementos de nutrientes. Da mesma forma, ao planejar cardápios para instituições como escolas ou refeitórios industriais, é essencial utilizar a EAR como meta de ingestão. Embora a EAR também seja aplicável no nível individual na avaliação do consumo de nutrientes, não deve ser considerada como meta de ingestão diária, e sim como estimativa próxima da necessidade média do indivíduo.

Contudo, é importante interpretar o uso da EAR com cuidado, pois tanto os dados obtidos por questionários de consumo alimentar quanto as recomendações são estimativas. Ademais, além dos parâmetros numéricos, é imprescindível levar em conta dados de avaliação clínica, bioquímica e antropométrica para uma análise completa, além da avaliação qualitativa da dieta.

2.3.2 Recomendação Dietética Adequada

A Recomendação Dietética Adequada, ou *Recommended Dietary Allowance* (RDA), representa o nível de ingestão diária de um nutriente necessário para suprir as necessidades da maioria (97-98%) dos indivíduos sadios dentro de uma faixa etária e sexo específicos. Derivada matematicamente da EAR, a RDA é calculada adicionando-se dois desvios padrões, conforme ilustrado no Gráfico 2.1. Portanto, uma depende da outra – se o valor da EAR de determinado nutriente não puder ser estimado, também não será possível estabelecer a RDA (Padovani et al., 2006).

Por exemplo, a RDA para cálcio, mencionada anteriormente, é de 1.000 mg/dia para adultos saudáveis entre 19 e 30 anos. Esse valor corresponde à EAR (800 mg) acrescida de dois desvios padrões. Se um indivíduo consome, em média, 900 mg/dia de cálcio, abaixo da RDA, mas acima da EAR, isso não pode ser considerado consumo inadequado, já que a RDA é estabelecida para exceder as necessidades nutricionais de 2% a 3% da população (Padovani et al., 2006).

A RDA é especialmente relevante para o planejamento dietético individual, servindo como meta de ingestão. Consumir quantidades usuais acima dos valores de referência da RDA geralmente apresenta baixa probabilidade de inadequação (Padovani et al., 2006).

No planejamento dietético, é essencial estabelecer metas de ingestão de nutrientes usando RDA ou AI – que veremos na sequência –, considerando também as características individuais que podem influenciar as demandas nutricionais. Em seguida, alimentos fontes desses nutrientes são selecionados para compor o cardápio, podendo ser calculados com o auxílio de *softwares* específicos ou tabelas de composição de alimentos. O acompanhamento contínuo do indivíduo pelo nutricionista, com ajustes no cardápio conforme necessário, é fundamental.

É importante notar que a RDA nas DRIs não deve ser confundida com as primeiras recomendações americanas que compartilhavam o mesmo nome, pois foram estabelecidas de maneira distinta.

2.3.3 Ingestão Adequada (AI)

A Ingestão Adequada, ou *Adequate Intake* (AI), refere-se ao nível médio diário de ingestão de um nutriente, que é baseado em observações de consumo ou em determinações experimentais. A AI é estabelecida como meta de ingestão quando os estudos disponíveis não permitem a definição de EAR e RDA, estimando o consumo necessário para manter o estado nutricional adequado, de modo a assegurar o crescimento normal e a manutenção dos níveis séricos de nutrientes (Padovani et al., 2006).

Antecipa-se que o valor estabelecido para AI seja suficiente ou até mesmo ultrapasse as necessidades da maioria dos indivíduos. Portanto, pode ser utilizado como guia para a meta de ingestão durante o planejamento dietético. No entanto, não é apropriado para fins de avaliação, uma vez que não permite determinar a probabilidade de inadequação caso o consumo habitual seja inferior aos valores estabelecidos de AI (Padovani et al., 2006).

2.3.4 Limite Superior Tolerável (UL)

O Limite Superior Tolerável, ou *Tolerable Upper Intake Level* (UL), representa o máximo de ingestão diária de um nutriente que geralmente não causa efeitos adversos à saúde na maioria dos indivíduos da população em geral. A necessidade de estabelecer o UL surge do aumento do uso de suplementos nutricionais e da fortificação de alimentos, uma vez que os efeitos adversos geralmente resultam do consumo de suplementos alimentares em vez de alimentos (Padovani et al., 2006).

À medida que a ingestão ultrapassa o UL, aumenta o potencial de efeitos adversos, destacando-se que o UL não deve ser interpretado como uma meta de ingestão, mas como o limite máximo tolerável sem efeitos adversos perceptíveis. Embora o UL ainda não tenha sido estabelecido para todos os nutrientes, isso não implica que o excesso de ingestão não tenha efeitos colaterais. Significa simplesmente que ainda não há dados suficientes para determinar esse valor (Padovani et al., 2006).

Os valores de UL são cruciais para garantir a segurança no consumo de micronutrientes, especialmente com o uso de suplementos alimentares e multivitamínicos, que são utilizados de forma incorreta. Enquanto é raro ultrapassar o UL apenas com a dieta convencional, o risco aumenta quando consideramos o uso de suplementos, além da ingestão de alimentos.

Como ilustra o Gráfico 2.2, o risco de efeitos adversos aumenta com a ingestão acima do UL. Por exemplo, com relação ao cálcio para adultos saudáveis entre 19 e 30 anos, o UL é de 2.500 mg/dia. O consumo habitual acima desse limite pode acarretar problemas como hipercalcemia, calcificação de tecidos moles, constipação e interação com ferro e zinco, além de impacto na biodisponibilidade e formação de cálculos renais em pessoas predispostas.

Gráfico 2.2 – Risco de inadequação e Limite Superior Tolerável (UL)

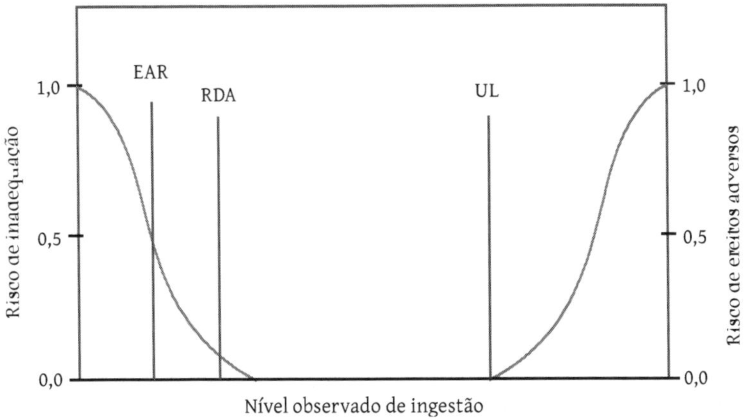

Fonte: Otten; Hellwig; Meyers, 2006, p. 12, tradução nossa.

Conforme vemos no gráfico, o risco associado ao excesso de ingestão de um nutriente é equiparável ao risco decorrente de sua deficiência. Entretanto, os efeitos adversos apresentados são distintos ou podem ser semelhantes àqueles observados com o consumo excessivo.

2.4 Legislação brasileira

No Brasil, o Regulamento Técnico referente à IDR é estabelecido pela Resolução da Diretoria Colegiada (RDC) n. 269, de 22 de setembro de 2005, da Agência Nacional de Vigilância Sanitária (Anvisa). Essa resolução define a Ingestão Diária Recomendada (IDR) como "a quantidade de proteína, vitaminas e minerais que deve ser consumida diariamente para atender às necessidades nutricionais da maior parte dos indivíduos e grupos de pessoas de uma população saudável" (Brasil, 2005).

Essa regulamentação considera três fases da vida para a determinação da IDR: 1) adultos; 2) lactentes e crianças; e 3) gestantes e lactantes. É importante ressaltar que a IDR brasileira não é uma simples tradução das DRIs, pois é baseada em um único valor de referência. Embora as DRIs sirvam como referência para o estabelecimento das IDRs, também são consideradas as recomendações da Organização das Nações Unidas para a Alimentação e a Agricultura (Food and Agriculture Organization – FAO) e da Organização Mundial da Saúde (OMS).

Essa legislação é fundamental para embasar a Resolução n. 390, de 27 de outubro de 2006, do Conselho Federal de Nutricionistas (CFN), que regulamenta a prescrição dietética de suplementos nutricionais por nutricionistas (CFN, 2006). De acordo com essa resolução e a Recomendação n. 4, de 21 de fevereiro de 2016 (CFN, 2016), os nutricionistas podem prescrever suplementos nutricionais até o limite da IDR. Quando esse valor não estiver estabelecido, considera-se o valor do UL determinado pelas DRIs. Essa prescrição deve ser realizada após um diagnóstico nutricional adequado e como parte integrante do plano dietético do paciente, garantindo que o consumo alimentar não seja negligenciado durante a prescrição de suplementos.

Recentemente, em 2018, a Anvisa publicou a Instrução Normativa n. 28, de 26 de julho de 2018 (Brasil, 2018), que define, entre outros aspectos, os limites máximos e mínimos de uso de suplementos alimentares, abrangendo vitaminas, minerais, probióticos, substâncias bioativas e enzimas. Até o momento, não houve atualização da resolução do CFN que regulamenta a prescrição de suplementos por nutricionistas. Portanto, ainda nos baseamos nos valores estabelecidos na RDC n. 269/2005.

2.5 Rotulagem de alimentos

Em nossa vida cotidiana, embalagens e rótulos desempenham funções vitais no contexto dos produtos de consumo. Embora tenham papéis diferentes, ambos são igualmente essenciais na comercialização e na transmissão de informações aos consumidores. Vamos examinar o significado de cada um deles e sua importância em detalhes.

A primeira resolução importante é a RDC n. 269/2005, mencionada anteriormente, que desempenha um papel fundamental ao estabelecer diretrizes para a rotulagem de alimentos embalados no Brasil. Essas diretrizes não apenas promovem a transparência e a segurança alimentar, mas também estão intimamente ligadas à DRI.

Essa resolução padroniza os níveis de proteínas, vitaminas e minerais presentes nos alimentos, fornecendo valores de referência para que as indústrias possam consultá-los e para garantir que não ultrapassem esses limites. Os nutrientes, com os respectivos valores, estão detalhados na resolução, a fim de orientar as empresas a manter os padrões adequados para a população saudável. No caso de medicamentos específicos que excedam os valores estabelecidos para a IDR, as alterações na bula e no rótulo devem ser notificadas à área competente dessa agência no prazo de 1 (um) ano.

Outro ponto importante é que, a partir de 9 de outubro de 2022, entraram em vigor a RDC n. 429/2020 (Brasil, 2020c) e a Instrução Normativa n. 75/2020 (Brasil, 2020b), que implementam novas diretrizes para rotular alimentos, incluindo a introdução da rotulagem nutricional frontal. Essas mudanças visam fornecer informações mais acessíveis e transparentes sobre o conteúdo nutricional dos produtos, influenciando as escolhas alimentares dos consumidores. Empresas alimentícias devem se adequar às novas regras com prazos variados, dependendo da categoria e do porte do produtor. Essas medidas estabelecidas pela RDC n. 429/2020 e pela Instrução Normativa n. 75/2020 têm o propósito de melhorar a clareza e a legibilidade dos rótulos alimentares, capacitando os consumidores a fazer escolhas mais conscientes e informadas.

A RDC n. 429/2020, que entrou em vigor em 2022, introduziu uma significativa inovação na rotulagem de alimentos: a rotulagem nutricional frontal. Essa medida requer a inclusão de um símbolo informativo na parte frontal das embalagens de produtos embalados. Seu principal objetivo é alertar os consumidores sobre os altos teores de certos nutrientes nos alimentos de maneira mais clara e inclusiva. Isso é especialmente importante, pois nem todas as pessoas compreendem a tabela de informações nutricionais, como vimos anteriormente. Veja os exemplos das figuras a seguir, que mostram uma rotulagem frontal do México e o que ficou estabelecido pela Anvisa para o Brasil.

Figura 2.1 – Rotulagem frontal

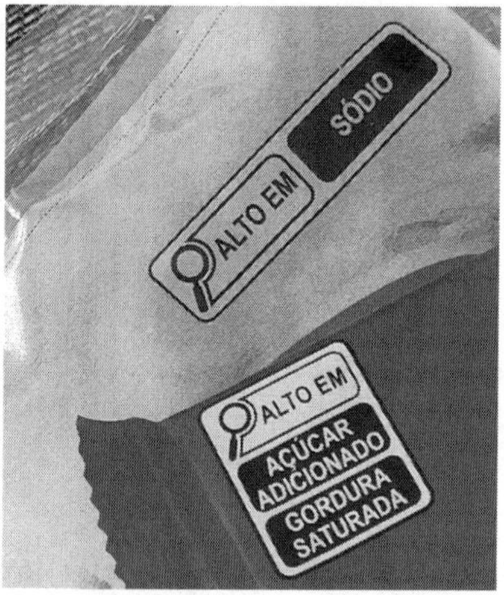

Figura 2.2 – Exemplos de rotulagem frontal conforme a determinação da Anvisa

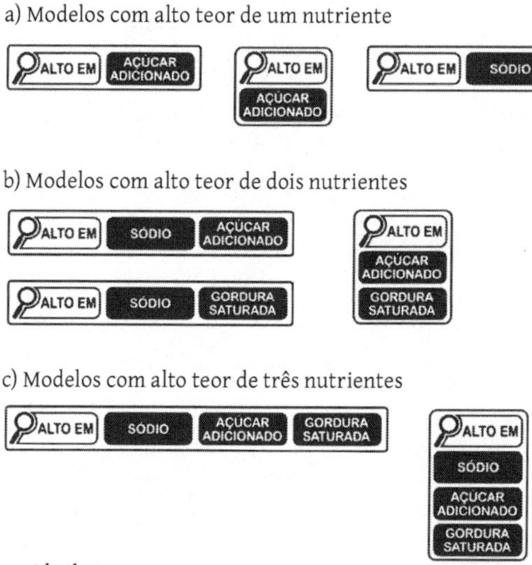

a) Modelos com alto teor de um nutriente

b) Modelos com alto teor de dois nutrientes

c) Modelos com alto teor de três nutrientes

A nova rotulagem nutricional brasileira implementada visa simplificar a compreensão das informações nutricionais, trazendo maior clareza sobre o teor de açúcar, gordura saturada e sódio nos alimentos. As novas diretrizes incluem a aplicação de símbolos na frente das embalagens, facilitando a identificação rápida dos nutrientes críticos. Essa iniciativa é fundamental para o consumidor, pois possibilita escolhas mais conscientes e informadas, promovendo hábitos alimentares saudáveis e contribuindo para a prevenção de doenças relacionadas à má alimentação, como obesidade e hipertensão.

> **Para saber mais**
>
> Para um aprofundamento do tema, recomendamos a leitura completa do documento *Dietary Reference Intakes (DRIs): Estimated Average Requirements*, publicado pelo Institute of Medicine, com atualização em 2023. Esse relatório é uma fonte essencial de dados e orientações para profissionais de nutrição e saúde pública. Ele fornece as informações mais recentes sobre as necessidades médias de nutrientes para diferentes faixas etárias e condições de saúde, refletindo as atualizações na pesquisa científica e nas recomendações nutricionais. Utilizar as DRIs ajuda a garantir que os planos alimentares sejam baseados em evidências sólidas e atendam às necessidades nutricionais específicas da população.
>
> NATIONAL ACADEMIES SCIENCES, ENGINEERING, AND MEDICINE. **Dietary Reference Intakes for Energy**. Washington (DC): National Academies Press, 2023.

Síntese

Neste capítulo, abordamos a distinção entre necessidades e recomendações nutricionais, focando a importância dos quatro valores de referência das *Dietary Reference Intakes* (DRIs), ou Ingestões Dietéticas de Referência): *Estimated Average Requirement* (EAR), ou Necessidade Média Estimada;

Adequate Intake (AI), ou Ingestão Adequada; *Recommended Dietary Allowance* (RDA), ou Ingestão Dietética Recomendada; e *Tolerable Upper Intake Level* (UL), ou Limite Superior Tolerável. Cada um desses valores desempenha um papel específico na avaliação do consumo alimentar e no planejamento de dietas.

Vimos que a EAR é usada para avaliar o consumo alimentar e planejar dietas, enquanto a AI serve como uma alternativa na ausência da EAR. No planejamento dietético, a RDA é a referência ideal, sendo substituída pela AI quando não disponível. Compreender e aplicar corretamente esses valores é fundamental para garantir que os planos alimentares atendam às necessidades específicas dos indivíduos e ofereçam o melhor tratamento nutricional possível.

Além disso, discutimos a importância de não exceder os valores estabelecidos pelas DRIs ao manipular nutrientes, para evitar potenciais efeitos adversos à saúde. Também analisamos a evolução da rotulagem de alimentos como um avanço significativo na nutrição, destacando seu papel na educação da população e na prevenção do consumo inadequado de nutrientes.

Refletindo sobre esses conceitos, devemos considerar como a compreensão das diferenças entre EAR, AI, RDA e UL pode impactar a prática clínica e o planejamento de dietas. A aplicação adequada desses valores pode melhorar a precisão das intervenções nutricionais e garantir que as dietas sejam adaptadas às necessidades individuais. Além disso, respeitar os limites estabelecidos pelas DRIs é essencial para promover a segurança nutricional e proteger a saúde pública.

Finalmente, abordamos a rotulagem de alimentos, que desempenha um papel vital na educação nutricional, ajudando a conscientizar os consumidores sobre a quantidade de nutrientes nos alimentos e a tomar decisões informadas para uma alimentação mais saudável.

Questões para revisão

1. As DRIs (*Dietary Reference Intakes,* ou Ingestões Dietéticas de Referência) são um conjunto de quatro recomendações que visam à redução tanto do risco de deficiência quanto do risco de excesso de nutrientes. Atualmente, existem DRIs disponíveis para 51 nutrientes, entre eles as vitaminas e os minerais. Sobre as DRIs, assinale a alternativa **incorreta**:

    a) EAR (*Estimated Average Requirement,* ou Necessidade Média Estimada): nível de ingestão diária de determinado nutriente que é suficiente para suprir as necessidades de metade dos indivíduos de uma população sadia de determinada faixa etária e sexo.

    b) AI (*Adequate Intake,* ou Ingestão Adequada): nível médio diário de ingestão baseado na observação de consumo ou determinação experimental. Deve ser utilizado como meta de ingestão quando os estudos disponíveis não permitiram o estabelecimento de EAR e RDA.

    c) RDA (*Recommended Dietary Allowance,* ou Ingestão Dietética Recomendada): nível de ingestão diária de determinado nutriente que é suficiente para suprir as necessidades da maioria (97-98%) dos indivíduos sadios de determinada faixa etária e sexo.

    d) UL (*Tolerable Upper Intake Level,* ou Limite Superior Tolerável): maior nível de ingestão diária de um nutriente que possivelmente não acarreta efeitos adversos à saúde para quase todos os indivíduos da população em geral.

    e) RDA (*Recommended Dietary Allowance,* ou Ingestão Dietética Recomendada): nível de ingestão diária de determinado nutriente que é insuficiente para suprir as necessidades da maioria (97-98%) dos indivíduos sadios de determinada faixa etária e sexo.

2. A partir de 9 de outubro de 2022, entraram em vigor a RDC n. 429/2020 e a Instrução Normativa n. 75/2020, que introduziram novas diretrizes

para a rotulagem de alimentos. Qual é o principal objetivo dessas mudanças?

a) Substituir a tabela nutricional detalhada por uma tabela simplificada na parte traseira das embalagens.

b) Implementar a rotulagem nutricional frontal para alertar os consumidores sobre altos teores de certos nutrientes de maneira mais clara e acessível.

c) Eliminar a necessidade de informações nutricionais nos rótulos de alimentos industrializados.

d) Reduzir a quantidade de informações obrigatórias nos rótulos para facilitar a leitura.

e) Promover a exclusão de símbolos de alerta para nutrientes e focar apenas informações sobre os ingredientes dos produtos.

3. O Limite Superior Tolerável (UL), ou *Tolerable Upper Intake Level*, é definido para representar:

   a) o nível mínimo de ingestão diária de um nutriente necessário para prevenir deficiências.

   b) a quantidade ideal de ingestão diária de um nutriente para obter benefícios máximos à saúde.

   c) o máximo de ingestão diária de um nutriente que geralmente não causa efeitos adversos à saúde na maioria dos indivíduos da população em geral.

   d) o nível recomendado de ingestão diária de um nutriente para promover o crescimento ideal.

   e) a quantidade diária de ingestão de um nutriente que deve ser evitada para prevenir qualquer tipo de deficiência.

4. Explique o conceito de Ingestão Adequada (*Adequate Intake* – AI) e discuta seu papel e suas limitações na prática de planejamento dietético. Inclua em sua resposta como a AI é estabelecida, qual é seu uso para orientação dietética e por que não é apropriada para fins de avaliação do estado nutricional.

5. Explique o conceito de Necessidade Média Estimada (EAR – *Estimated Average Requirement*) e analise seu papel no planejamento dietético e na avaliação do estado nutricional. Discuta também como a EAR é estabelecida e qual é sua importância na determinação da ingestão adequada de nutrientes para a população.

Questão para reflexão

1. A Ingestão Dietética Recomendada (*Recommended Dietary Allowance* – RDA) é uma diretriz importante na nutrição, representando a quantidade média diária de um nutriente que atenda às necessidades de 97-98% da população em um grupo específico. Refletindo sobre sua aplicação, explique como a RDA pode influenciar a formulação de dietas individuais e o planejamento de políticas alimentares em saúde pública. Além disso, discuta quais são os possíveis desafios ao se utilizar a RDA como referência para a dieta de grupos diversificados e como essas diretrizes podem ser ajustadas para atender a necessidades específicas de diferentes populações, considerando-se variáveis como idade, sexo e condições de saúde.

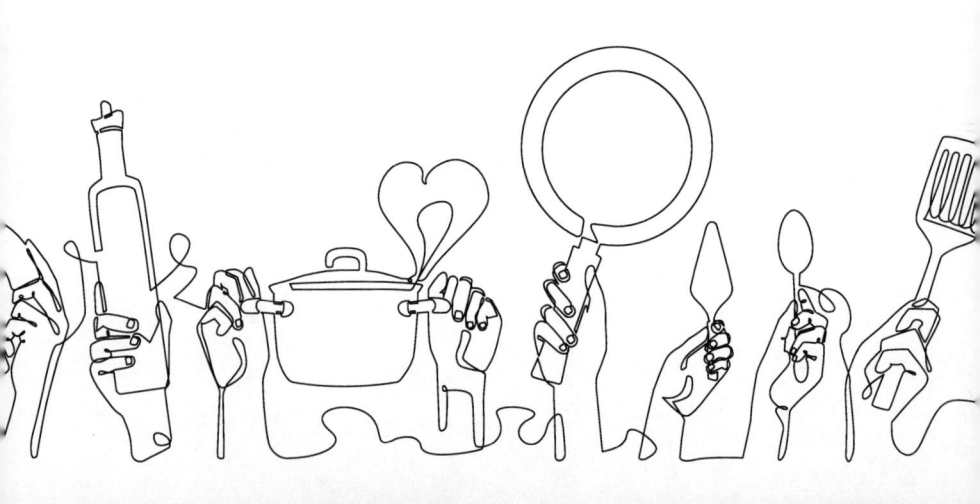

Capítulo 3

Planejamento dietético

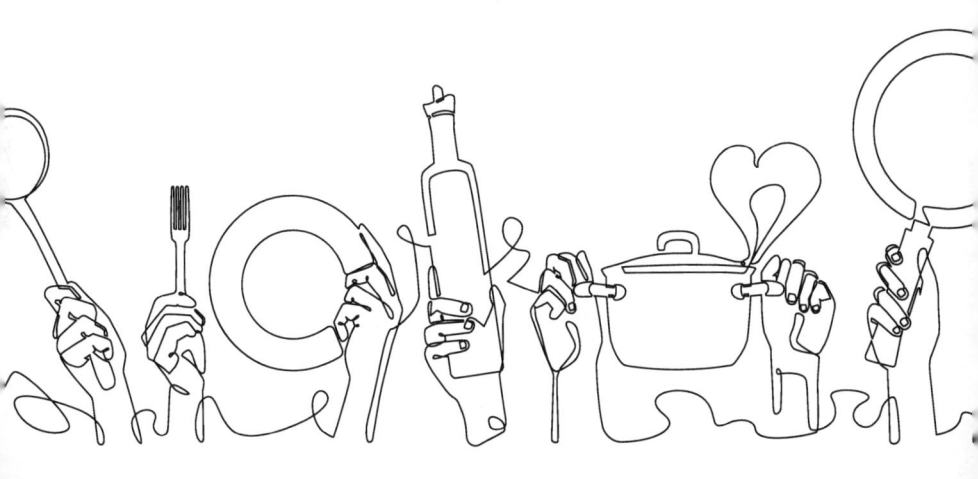

Conteúdos do capítulo
- Critérios utilizados no planejamento dietético.
- Estratégias para seleção e distribuição de refeições.
- Seleção de alimentos.
- Composição nutricional e ferramentas para planejamento alimentar.

Após o estudo deste capítulo, você será capaz de:
1. compreender e aplicar os critérios essenciais para o planejamento dietético, permitindo a elaboração de planos alimentares que atendam às necessidades específicas de indivíduos e grupos;
2. usar estratégias eficazes para a seleção e a distribuição de refeições, assegurando que a ingestão de nutrientes seja equilibrada ao longo do dia;
3. avaliar e escolher alimentos com base em seu valor nutricional e sua adequação às metas dietéticas estabelecidas;
4. utilizar ferramentas e recursos para analisar a composição nutricional dos alimentos e otimizar o planejamento alimentar, garantindo que as dietas sejam tanto saudáveis quanto práticas.

Embora seja possível que qualquer pessoa elabore a própria dieta ou recorra a várias dietas disponíveis nas redes sociais, neste capítulo veremos os aspectos essenciais para que o indivíduo não somente desenvolva sua dieta, mas também compreenda os fundamentos reais da nutrição, evitando seguir tendências passageiras. Um planejamento dietético abrange elementos que compõem a rotina alimentar, levando em consideração as características fisiológicas, pessoais, culturais, emocionais, religiosas e socioeconômicas do paciente, sempre embasado em evidências científicas.

De acordo com o Conselho Federal de Nutrição (CFN), um plano alimentar é uma composição qualitativa e quantitativa dos alimentos e das preparações, incluindo a frequência das refeições e as recomendações, que considera as necessidades nutricionais, os hábitos alimentares e as informações sociais e econômicas específicas do cliente. Esse plano é elaborado pelo nutricionista e pode ser entregue pessoalmente ou por meio eletrônico.

É importante ressaltar que a prescrição dietética é uma atividade privativa do nutricionista, ou seja, somente esse profissional está apto a elaborar planos alimentares. Também abordaremos ferramentas úteis para essa atividade, como tabelas de composição de alimentos, *softwares* especializados para cálculo da composição nutricional dos planos alimentares e sistemas de equivalentes.

3.1 Fundamentos iniciais do planejamento dietético

A elaboração de planos alimentares é uma atividade complexa. Os profissionais devem ter um profundo conhecimento do assunto e ser capazes de se comunicar eficazmente com os clientes, pois isso resulta em maior adesão à prescrição. Desse modo, uma orientação importante é a especialização em um nicho de mercado na nutrição, como nutrição esportiva, materno-infantil, voltada para diabetes, dietas vegetarianas e veganas, cuidados com pacientes renais, entre outras áreas específicas disponíveis.

Quando um cliente procura a orientação de um nutricionista, ele busca mais do que simplesmente seguir o que é sugerido em *blogs* ou revistas como uma dieta adequada. Portanto, se o profissional elaborar uma prescrição que não seja adaptada às necessidades específicas desse cliente, desconsiderando seus objetivos e suas preferências individuais e incluindo refeições padronizadas – como torrada com queijo branco, barra de cereal e frango grelhado com batata-doce –, é provável que haja uma falta de confiança e o cliente talvez não retorne para a próxima consulta.

O ponto inicial para embasar o plano alimentar reside na condução de um diagnóstico nutricional abrangente do paciente. Assim, é imperativo que a avaliação de seu estado nutricional e metabólico seja tão completa quanto possível, abrangendo aspectos como a história nutricional global, a história alimentar, o exame físico nutricional, a avaliação antropométrica e a análise de exames bioquímicos. Por meio da análise da história nutricional global, são identificados elementos que envolvem desde aspectos fisiológicos até questões psicológicas, sociais, culturais e econômicas do indivíduo, todos fundamentais para a fase de seleção dos alimentos a serem incluídos no plano alimentar.

Um procedimento inicial é a realização da anamnese, uma entrevista que visa investigar informações atuais e anteriores do paciente, englobando dados pessoais, socioeconômicos, culturais, histórico-clínicos, história familiar de saúde, queixa principal, entre outros aspectos relevantes.

Essa etapa é importante na avaliação do paciente, pois proporciona uma gama de informações valiosas. Geralmente, representa o primeiro contato entre o nutricionista e o paciente, estabelecendo um vínculo significativo entre ambos.

A estruturação da anamnese deve ser adaptada às características individuais do entrevistado. Os questionamentos pertinentes a uma gestante, por exemplo, diferem daqueles essenciais para o atendimento de idosos. Os principais pontos a serem abordados incluem (Philippi; Aquino, 2015):

- **Dados socioeconômicos e culturais:** nome completo, sexo, data de nascimento, endereço, origem, naturalidade, escolaridade, profissão, estado civil, renda familiar e queixa principal.
- **Hábitos de vida:** tabagismo, consumo de álcool, prática de atividade física, qualidade do sono, uso de medicamentos. Conhecer o nível de atividade física auxilia na análise das necessidades nutricionais, assim como o uso de medicamentos pode influenciar as interações medicamento-alimento relevantes no plano alimentar.
- **História médica familiar:** estado de saúde dos familiares (avós, pais, irmãos).
- **Histórico clínico pessoal:** patologias, lesões, internações e cirurgias anteriores, diagnóstico atual.
- **História nutricional:** variações no peso corporal, mudanças no padrão alimentar, alergias e intolerâncias alimentares, preferências alimentares e uso de suplementos.

Antes de iniciar o próprio planejamento, há outros aspectos que devem ser considerados, tais como os métodos de avaliação do consumo alimentar – por exemplo, o diário alimentar, o recordatório de 24 horas, entre outras ferramentas disponíveis que fornecem uma visão abrangente dos hábitos alimentares da pessoa. Em seguida, passa-se para as avaliações antropométricas, que englobam peso, altura, circunferências e, quando aplicável, dobras cutâneas. Depois disso é que o profissional consegue ter uma visão do caminho pelo qual deve começar o plano alimentar em si.

3.2 Estratégias para seleção e distribuição de refeições

Depois de entender as particularidades do cliente, é essencial estimar suas necessidades energéticas e de nutrientes. Para isso, usam-se equações preditivas para calcular a demanda energética e utilizam-se as *Dietary Reference Intakes* – DRIs (Ingestões Dietéticas de Referência) para fornecer macro e micronutrientes adequados, levando em conta a idade e o sexo do cliente, como já discutimos anteriormente (Philippi; Aquino, 2015).

Como exemplo, vamos considerar o seguinte paciente: homem, 36 anos, pesando 89 kg e com 1,82 de altura. Para estimarmos o gasto energético em repouso (GER) desse paciente, usamos a equação de Harris-Benedict, obtendo como resultado o valor de 1.952,59 Kcal para manutenção de seu peso corporal. Considerando-se que o paciente é sedentário, o GET dele se manterá o mesmo. Como ele está apenas em busca de uma melhora de qualidade de dieta, precisamos realizar a distribuição dessa quantia energética ao longo do dia. Assim, devemos selecionar quais alimentos vão compor essa dieta.

Antes de definirmos a distribuição das refeições, é preciso desmistificar alguns conceitos, como o de que é necessário comer a cada três horas. Essa estratégia pode ser utilizada em casos específicos, porém não é válida para todas as pessoas.

Na sequência, entra em cena a avaliação do consumo alimentar que conduzimos anteriormente. Nesse documento, estão detalhadas quantas refeições ao longo do dia o paciente costuma realizar, o que serve como base para planejar a distribuição dessas refeições de forma adequada.

Vamos supor que o paciente em questão realiza cinco refeições ao longo do dia, sendo elas: desjejum, almoço, lanche da tarde, jantar e ceia. Antes de seguirmos, é fundamental entendermos a rotina desse paciente, ou seja, o que ela tem a nos dizer: Quais dessas refeições ele faz em casa? Quais ele faz no trabalho? Ele consegue levar os alimentos para o trabalho? Tem geladeira? Tem micro-ondas? São detalhes que, na hora do planejamento, fazem toda a diferença.

Agora, vamos realizar a distribuição, mas é importante lembrarmos sempre que isso não é uma "receita de bolo". Nutrição é individualidade, razão pela qual sempre temos de pensar no que é o melhor para o paciente. A seguir, apresentamos a tabela com a distribuição das calorias de acordo com as refeições de nosso paciente.

Tabela 3.1 – Exemplo de distribuição do GET de acordo com as refeições

Refeição	% GET	Energia (Kcal)
Desjejum	15%	292,89
Almoço	40%	781,05
Lanche da tarde	15%	292,89
Jantar	20%	390,52
Ceia	10%	192,25
Total	100%	1.952,59

Com esses dados determinados, seguimos para o próximo passo, que é a seleção de alimentos.

3.3 Seleção de alimentos

Escolher os alimentos que farão parte do plano alimentar é uma tarefa desafiadora. É importante observar que os alimentos vão além de simples fornecedores de nutrientes, sendo necessário considerar tanto a maneira como são combinados quanto os contextos cultural, econômico e social que os envolvem, pois têm impacto na saúde e no bem-estar do indivíduo. Além disso, os alimentos não são apenas fontes isoladas de um único nutriente.

Os alimentos *in natura* e minimamente processados têm especialmente uma estrutura complexa, oferecendo uma ampla variedade de nutrientes, como fibras, carboidratos, proteínas, lipídios, vitaminas, minerais e compostos bioativos. Entre esses compostos bioativos, destacam-se flavonoides, antocianinas, licopenos, carotenos e isoflavonas, conhecidos por suas propriedades antioxidantes, anti-inflamatórias, antimicrobianas, entre outras, o que os torna úteis para diversos propósitos no planejamento alimentar.

De acordo com o *Guia alimentar para a população brasileira* (Brasil, 2014b), a base da alimentação são os alimentos *in natura* e minimamente processados. Eles devem ser a base para a dieta de nosso paciente, o mesmo mencionado na seção anterior. Para ilustrar como incorporar esses alimentos a esse cardápio específico, vamos considerar um exemplo de recordatório de 24 horas. O paciente relatou o seguinte consumo:

- desjejum – coxinha de frango com catupiry e café com leite;
- almoço – arroz com feijão, macarrão, frango grelhado, tomate e alface;
- lanche da tarde – pão com margarina e uma xícara de café com leite;
- jantar – arroz com feijão, bife, tomate e alface, um copo de suco;
- ceia – um copo de achocolatado.

Ao analisarmos esse registro alimentar, identificamos várias áreas que podem necessitar de ajustes, bem como outras que podem ser mantidas. No entanto, a abordagem a ser adotada dependerá das necessidades de cada paciente. Reiteramos que é fundamental sempre levar em conta a individualidade de cada caso.

De todo modo, há certos aspectos que devem ser enfatizados para o paciente. Inicialmente, ao planejar as mudanças no cardápio, é essencial fornecer ao indivíduo ferramentas para promover sua autonomia. Por exemplo, é importante orientá-lo sobre como adquirir alimentos, destacando que os produtos encontrados em sacolões e feiras livres tendem a ser mais frescos, nutricionalmente melhores e mais econômicos, além de estarem alinhados com a sazonalidade.

Outra questão importante diz respeito às técnicas de preparo, visto que esse paciente pode ter de revisar conceitos e até mesmo aprender a cozinhar. Portanto, é responsabilidade do nutricionista instruir o paciente em diversas técnicas culinárias. Por exemplo, considerando o caso do paciente citado no registro alimentar, se o feijão foi mencionado, podemos ensinar a técnica de remolho, reduzindo, assim, os fatores antinutricionais.

Também é fundamental considerar a situação socioeconômica do paciente, pois não convém prescrever alimentos que estejam fora do contexto econômico ou cultural dele. Se isso acontecer, é provável que ele não consiga aderir ao plano alimentar. Portanto, é necessário adaptá-lo e encontrar a melhor opção que possibilite ao paciente seguir o planejamento de forma viável.

No planejamento nutricional, é preciso considerar o conceito de alimentos-fonte. Um alimento é considerado fonte de determinado nutriente quando fornece mais de 5% da DRI do nutriente em uma porção usual de consumo. Alimentos classificados como excelentes fontes fornecem mais de 20% da DRI do nutriente em uma porção usual de consumo. Por exemplo, a laranja é uma fonte de vitamina C, enquanto a banana é rica em potássio. Uma porção de 100 g de laranja-pera fornece 70% das recomendações nutricionais (RDA – *Recommended Dietary Allowance*, ou Ingestão Dietética Recomendada) de vitamina C por dia, enquanto 100 g de banana-nanica supre 8% das necessidades de potássio. Ter conhecimento sobre alimentos-fonte é fundamental para garantir a ingestão adequada de nutrientes, especialmente vitaminas e minerais, na dieta diária. Além disso, ao atender um cliente fumante que busca melhorar sua alimentação, é importante considerar que os fumantes têm uma recomendação aumentada de vitamina C. Portanto, é essencial pensar em alimentos que sejam fonte dessa vitamina ao planejar a dieta para esse tipo de indivíduo (Otten; Hellwig; Meyers, 2006).

Para concluir, cabe lembrar as quatro leis fundamentais da alimentação para a seleção dos alimentos que comporão o cardápio: qualidade, quantidade, harmonia e adequação. A harmonia desempenha um papel determinante no planejamento, pois o plano alimentar deve manter uma proporção equilibrada entre seus componentes. Um erro comum, especialmente entre alunos iniciantes em planejamento dietético, é o excesso de proteínas no cardápio. Devemos ter em mente que os alimentos ricos em proteínas de origem animal também tendem a ser ricos em gordura, principalmente gordura saturada. Portanto, é preciso selecionar adequadamente as fontes alimentares e ajustar as porções oferecidas.

3.4 Composição nutricional e ferramentas para planejamento alimentar

Agora, com as informações obtidas pelo GET do paciente, veremos como fazer a distribuição das refeições. Há duas abordagens possíveis: a primeira consiste em calcular as porcentagens, como discutido anteriormente, para cada refeição e, com base nisso, adaptar os alimentos; a segunda implica distribuir os alimentos de acordo com o registro alimentar, fazendo ajustes conforme a necessidade, e, ao final, verificar se os valores estão adequados.

Atualmente, o profissional conta com o auxílio de *softwares* que facilitam significativamente o trabalho. Antes da existência deles, eram utilizadas tabelas de composição de alimentos como recurso para elaborar o planejamento dietético. Duas tabelas amplamente empregadas são a Tabela Brasileira de Composição de Alimentos (Taco), desenvolvida pelo Núcleo de Estudos e Pesquisas em Alimentação (Nepal) da Universidade Estadual de Campinas (Unicamp), que inclui informações nutricionais de 597 alimentos; e a Tabela Brasileira de Composição de Alimentos (TBCA), criada pelo Departamento de Alimentos e Nutrição Experimental (FBA) da Faculdade de Ciências Farmacêuticas da Universidade de São Paulo (FCF/USP) em colaboração com a Rede Brasileira de Dados de Composição de Alimentos (Brasil Foods), que disponibiliza dados sobre 3,4 mil alimentos.

Os *softwares* disponíveis no mercado já incorporam as tabelas de composição de alimentos em seus sistemas, o que simplifica a busca ao se elaborar o plano alimentar. Antes da existência desses *softwares*, era necessário ter uma calculadora à mão ou recorrer ao Excel para realizar os cálculos. Agora, os *softwares* automatizam esse processo; ao selecionar o alimento e inserir a quantidade necessária para o paciente, o cálculo é realizado instantaneamente.

O cálculo segue uma regra de três simples. As tabelas de composição de alimentos são padronizadas para 100 gramas de alimento e fornecem as informações nutricionais. Por exemplo, se no café da manhã de nosso paciente incluíssemos uma banana-prata e uma colher de sobremesa de aveia em flocos, o primeiro passo seria converter essas medidas caseiras em massa (gramas), resultando em 75 gramas para a banana e 7 gramas para a aveia em flocos. Depois, poderíamos calcular o valor energético, como demonstrado na tabela a seguir.

Tabela 3.2 – Exemplo de cálculo do teor de energia dos alimentos

Banana-prata	Aveia em flocos
100 g___98 Kcal	100 g___394 Kcal
75 g___x Kcal	7 g___x Kcal
x = 73,5 Kcal	x = 27,6 Kcal

Os valores calóricos, nesse caso, foram extraídos da Taco e optamos por usá-los como calorias. Porém, em seguida, seria necessário calcular também a quantidade de carboidratos, proteínas e lipídios, além dos micronutrientes. Todo esse processo é realizado para garantir que os macronutrientes e os micronutrientes estejam de acordo com os valores estipulados inicialmente para o paciente.

Ao considerar os macronutrientes, que são determinados pelo GET do paciente e guiarão a distribuição de alimentos no plano alimentar, existem duas abordagens que podemos seguir. Podemos, inicialmente, distribuir os alimentos ao longo do plano alimentar e, ao final, calcular os macronutrientes para verificar se estão dentro dos percentuais adequados; alternativamente, podemos calcular previamente o percentual de distribuição do GET nos macronutrientes e, depois, proceder à distribuição dos alimentos no plano alimentar.

De qualquer forma, é necessário ter uma compreensão dos valores recomendados para cada um dos macronutrientes, bem como distribuir esses valores de acordo com as necessidades do paciente. Geralmente, seguimos as recomendações dos macronutrientes com base na AMDR – *Acceptable Macronutrient Distribution Range* (Faixa de Distribuição Aceitável de Macronutriente), cujos valores constam na Tabela 3.3, a seguir.

Tabela 3.3 – Valores de recomendações dos macronutrientes

Carboidratos	
Faixa etária	Quantidade
> 1 ano	45% a 65% do VET*
Proteínas	
Faixa etária	Quantidade
1 a 3 anos	5% a 20% do VET
Crianças e adolescentes	10% a 30% do VET
Adultos e idosos	10% a 35% do VET
Lipídios	
Faixa etária	Quantidade
1 a 3 anos	30% a 40% do VET
≥ 4 anos	25% a 35% do VET

Nota: VET – valor energético total.
Fonte: Elaborado com base em Lee et al., 2015.

Ao se ajustarem as proporções, nutricionista e paciente devem estar alinhados para compreender o objetivo do tratamento, de modo a possibilitar ao profissional que incorpore essas metas no plano alimentar.

É fundamental destacar que o plano alimentar não é estático; portanto, é essencial agendar retornos para fazer ajustes em áreas que não puderam ser atendidas inicialmente ou para estabelecer novas metas de tratamento. Não há uma regularidade fixa para a atualização dos planos alimentares; a frequência dos ajustes será guiada pela relação entre o profissional e o paciente. É benéfico formular, desde o início do tratamento, um plano de nutrição em colaboração com o paciente, pois isso possibilita que se definam previamente as metas para a atualização dos cardápios, facilitando a avaliação do progresso do paciente.

3.5 Utilização de *softwares* na elaboração de dietas

Não podemos subestimar a importância dos *softwares*, ferramentas valiosas que agilizam o trabalho do nutricionista e que se tornaram recursos indispensáveis atualmente. Os aplicativos surgiram para simplificar a atividade do nutricionista. A maioria dos *softwares* disponíveis no mercado também oferece aos pacientes a opção de acessar sua dieta por meio de um aplicativo no celular, além de fornecer *feedback* instantâneo ao nutricionista. Isso facilita significativamente o trabalho do profissional, que pode fazer ajustes imediatos com base nas respostas dos pacientes.

Geralmente, o plano alimentar é projetado para um único dia, embora nossa alimentação não seja estática e variemos os alimentos diariamente. Para lidar com essa variação, o nutricionista pode recorrer à lista de substituições ou alimentos equivalentes, uma ferramenta que agrupa alimentos nutricionalmente semelhantes. Isso permite ao cliente diversificar sua dieta (o que é altamente recomendado) sem afetar significativamente sua composição nutricional. Embora o uso da lista de substituições não seja obrigatório e dependa da avaliação do profissional sobre as necessidades individuais do cliente, isso geralmente possibilita uma maior flexibilidade na escolha dos alimentos.

O conceito de **sistema de equivalentes** surgiu em 1950 por iniciativa da Associação Americana de Diabetes e da Associação Americana de Dietistas, com vistas a auxiliar no manejo dietético de pacientes com diabetes, simplificando a prescrição de dietas e a seleção de alimentos para esse grupo específico. Esse sistema foi projetado para categorizar alimentos com composição nutricional semelhante em termos de carboidratos, proteínas e gorduras. Assim, cada grupo de alimentos tem uma composição nutricional macrosemelhante, sendo as porções de cada alimento ajustadas conforme necessário. Inicialmente, os seis grupos de alimentos originais compreendiam leite, carnes, vegetais A, vegetais B, gorduras, frutas e pães. No entanto, ao longo do tempo, essa lista foi atualizada e novos alimentos foram incorporados (Holler, 1991).

Como essa tabela foi desenvolvida por associações estadunidenses, muitos dos alimentos listados não são comuns na dieta da população brasileira, e as unidades de medida utilizadas também não são as mais familiares. No Brasil, uma alternativa viável é recorrer à lista de equivalentes de porções dos grupos alimentares da pirâmide alimentar. Nessa lista, os alimentos são organizados em oito grupos de acordo com seu valor energético, conforme apresentado na tabela a seguir.

Tabela 3.4 – Grupos alimentares baseados na pirâmide alimentar brasileira e o equivalente em valor energético

Alimento	Valor energético/porção
Arroz, pão, massa, batata e mandioca	150 Kcal
Verduras e legumes	15 Kcal
Frutas	70 Kcal
Feijões e oleaginosas	55 Kcal
Carnes e ovos	190 Kcal
Leite, queijo e iogurte	120 Kcal
Óleos e gorduras	73 Kcal

(continua)

(Tabela 3.4 - conclusão)

Alimento	Valor energético/porção
Açúcares e doces	110 Kcal

Fonte: Elaborado com base em Philippi, 2014.

O sistema de equivalentes se mostra útil como uma ferramenta no planejamento dietético, possibilitando ao nutricionista selecionar alimentos de grupos com composição nutricional predefinida e calcular o cardápio de forma eficiente. Entretanto, embora seja uma abordagem rápida, sua desvantagem reside no fato de que a composição nutricional é estimada, o que não proporciona informações detalhadas sobre os micronutrientes.

Cabe observar que, atualmente, com o avanço das tecnologias dos *softwares*, podemos criar listas de substituições personalizadas, adaptadas às necessidades individuais, ou até mesmo desenvolver nossas próprias listas padronizadas. Além disso, por meio desses *softwares*, podemos acessar tanto informações sobre os macronutrientes quanto sobre os micronutrientes, o que propicia uma lista de substituições mais precisa e adequada às exigências específicas de cada paciente.

> **Para saber mais**
>
> Recomendamos a leitura do material intitulado *Planejamento de cardápio*, de autoria de Tatiana Cristina Teixeira Eto e Jovino Augusto Pontes Silva, publicado em 2018. Trata-se de um recurso bastante útil para profissionais e estudantes da área de nutrição, pois oferece uma análise detalhada e a prática dos fundamentos necessários para o planejamento eficaz de cardápios.
>
> ETO, T. C. T.; SILVA, J. A. P. **Planejamento de cardápio**. Londrina: Editora e Distribuidora Educacional S.A., 2018. Disponível em: <http://cm-kls-content.s3.amazonaws.com/201802/ INTERATIVAS_2_0/PLANEJAMENTO_DE_CARDAPIO/U1/ LIVRO_UNICO.pdf>. Acesso em: 5 nov. 2024.

Síntese

A elaboração de planos alimentares é uma função essencial do nutricionista, que deve combinar seu conhecimento técnico com uma abordagem criativa e personalizada para atender às necessidades únicas de cada cliente. Esse profissional é responsável por criar planos alimentares que sejam adaptados às condições individuais de saúde, às preferências e aos objetivos específicos do paciente. Esse processo exige uma integração cuidadosa de dados clínicos e informações pessoais para assegurar que as intervenções sejam eficazes e bem aceitas.

A abordagem gradual em relação às mudanças alimentares é fundamental para melhorar a adesão ao plano e o sucesso deste a longo prazo. Ao introduzir alterações de forma gradual, o cliente tem a oportunidade de se ajustar às novas práticas alimentares sem sentir que está sendo forçado a fazer mudanças drásticas. Isso não só facilita a integração das novas práticas na rotina diária do cliente, mas também pode contribuir para uma maior aceitação e compromisso com o plano alimentar.

Noentanto, os nutricionistas enfrentam desafios ao tentar equilibrar as necessidades nutricionais com as preferências individuais e os hábitos alimentares. Superar esses desafios exige uma comunicação aberta e contínua, bem como flexibilidade para ajustar o plano, a fim de garantir que as intervenções sejam eficazes e sustentáveis.

O aconselhamento sobre comportamento alimentar é uma parte fundamental do processo; o nutricionista deve ajudar o cliente a ver o plano alimentar como uma estratégia positiva e normal de cuidados com a saúde, em vez de uma obrigação restritiva. No início do acompanhamento, é recomendável que o plano de cuidado nutricional seja desenvolvido em colaboração com o cliente, respeitando-se seus hábitos alimentares e estabelecendo-se um vínculo de confiança.

Questões para revisão

1. São todos alimentos considerados *in natura* ou minimamente processados:
   a) Carnes, ovos, frutas e verduras.
   b) Pão, iogurte, queijo e frutas.
   c) Sal, açúcar, carnes e verduras.
   d) Farinha de trigo, conservas, frutas e ovos.
   e) Embutidos, carnes, frutas e óleos.

2. A respeito do tema *necessidades de energia*, marque a alternativa correta:
   a) Indivíduos mais velhos têm o gasto energético basal (GEB) maior, por isso idosos devem ter um acompanhamento constante do nível de energia.
   b) A termogênese por atividade é um dos componentes do gasto energético basal (GEB).
   c) O efeito térmico dos alimentos corresponde à energia gasta para os processos digestivos, absortivos e relacionados à metabolização de alimentos/nutrientes.
   d) O gasto energético basal (GEB) corresponde ao somatório de gasto energético total (GET), efeito térmico dos alimentos (ETA) e termogênese por atividade (TA).
   e) Fatores como sexo, idade e massa magra não interferem no gasto energético basal (GEB).

3. Podemos considerar um alimento como fonte ou excelente fonte dependendo da quantidade oferecida de determinado nutriente em uma porção usual. Qual seria o percentual adequado para classificar um alimento como fonte e excelente fonte, respectivamente?
   a) É considerado como fonte quando oferece mais de 4% da DRI do nutriente e como excelente fonte quando garante mais de 20% da DRI de dado nutriente em uma porção usual de consumo.

b) É considerado como fonte quando oferece mais de 5% da DRI do nutriente e como excelente fonte quando garante mais de 20% da DRI de dado nutriente em uma porção usual de consumo.

c) É considerado como fonte quando oferece mais de 5% da DRI do nutriente e como excelente fonte quando garante mais de 25% da DRI de dado nutriente em uma porção usual de consumo.

d) É considerado como fonte quando oferece mais de 4% da DRI do nutriente e como excelente fonte quando garante mais de 25% da DRI de dado nutriente em uma porção usual de consumo.

e) É considerado como fonte quando oferece mais de 7% da DRI do nutriente e como excelente fonte quando garante mais de 20% da DRI de dado nutriente em uma porção usual de consumo.

4. O que é gasto energético basal (GEB) ou taxa metabólica basal (TMB)?
5. Quais são alguns dos fatores que podem aumentar o gasto de energia no organismo? Cite um exemplo e explique brevemente como ele contribui para um aumento no gasto energético.

Questão para reflexão

1. Considerando-se as vantagens e as limitações do sistema de equivalentes, como a capacidade de criar listas de substituições personalizadas e acessar dados detalhados sobre micronutrientes por meio de *softwares* avançados pode transformar o planejamento dietético? Como esses avanços tecnológicos podem impactar a precisão e a eficácia dos planos alimentares e quais são os desafios associados à integração dessas tecnologias à prática cotidiana dos nutricionistas? Avalie a importância de equilibrar a eficiência com a precisão ao utilizar essas ferramentas e explique de que forma elas podem melhorar a qualidade do atendimento nutricional para pacientes com necessidades específicas.

Capítulo 4

Planejamento de cardápios para coletividades

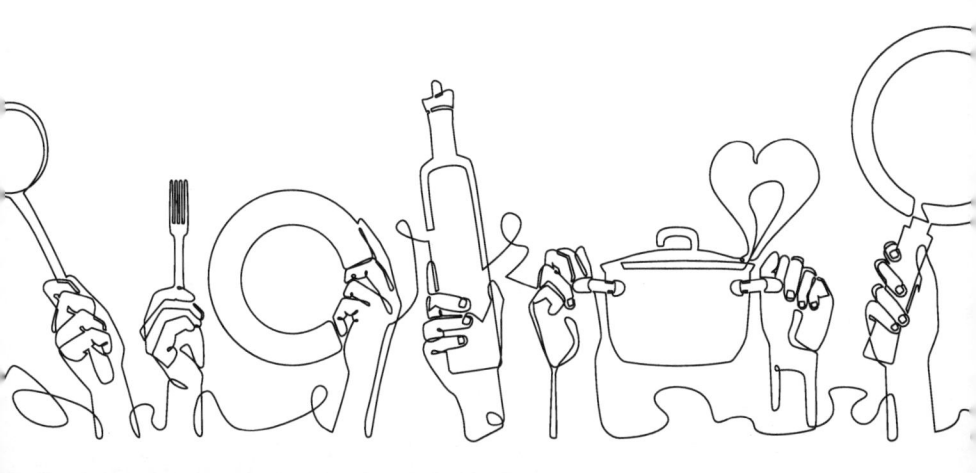

Conteúdos do capítulo
- Composição de refeições, tipos e padrão de cardápios.
- Padrões de cardápios.
- Influência dos clientes no planejamento dietético.
- Fatores relacionados à Unidade de Alimentação e Nutrição (UAN) que influenciam na composição do cardápio.

Após o estudo deste capítulo, você será capaz de:
1. desenvolver e implementar refeições equilibradas e variadas, de acordo com os diferentes tipos e padrões de cardápios;
2. compreender e aplicar padrões de cardápio adequados para diferentes contextos, garantindo que as necessidades nutricionais e as preferências dos clientes sejam atendidas de maneira eficaz;
3. avaliar e incorporar as influências e o *feedback* dos clientes no planejamento dietético para melhorar a satisfação e a adesão aos planos alimentares;
4. identificar e integrar os fatores específicos das UANs que impactam a composição do cardápio, como logística, operações e custos, a fim de otimizar o planejamento e a execução das refeições.

A área da alimentação coletiva oferece amplas oportunidades de atuação para os nutricionistas. As Unidades de Alimentação e Nutrição (UANs) desempenham um papel fundamental na promoção da saúde dos clientes, fornecendo refeições adequadas para atender às suas necessidades nutricionais. Seguindo a Resolução n. 600, de 23 de maio de 2018, do Conselho Federal de Nutrição (CFN, 2018), uma variedade de estabelecimentos pode ser classificada como UAN, desde restaurantes corporativos, hotéis e *resorts* até unidades prisionais, hospitais e escolas, entre outros.

De acordo com o CFN (2018), no âmbito das responsabilidades do nutricionista nessa área, destaca-se a elaboração de cardápios, os quais são conceituados como conjuntos de alimentos e preparações cuidadosamente planejados para atender às necessidades nutricionais e fisiológicas individuais ou coletivas.

Nos restaurantes comerciais, onde os clientes são rotativos e consomem os alimentos de forma esporádica, o foco recai principalmente na qualidade sensorial das refeições, abrangendo aspectos como aparência, cor, sabor e aroma, bem como na preservação do valor nutritivo dos alimentos mediante o emprego de técnicas dietéticas apropriadas. Por outro lado, nos restaurantes institucionais, em que a clientela é fixa e os indivíduos realizam sua principal refeição ali diariamente ou quase todos os dias, há uma preocupação adicional com o valor nutritivo das preparações incluídas no cardápio.

Esses estabelecimentos integram a rotina alimentar dos frequentadores e, portanto, exercem uma influência direta sobre a saúde da população. Na sequência, abordaremos o processo de planejamento, elaboração e avaliação de cardápios para coletividades em UANs com clientela fixa, considerando tanto aspectos qualitativos quanto quantitativos.

4.1 Composição de refeições, tipos e padrão de cardápios

O planejamento do cardápio serve como ponto de partida para todas as atividades em uma UAN, pois é a partir dele que se pode realizar o planejamento de compras, elaborar as ordens de produção, organizar as escalas de trabalho, calcular os custos e controlar o estoque, entre outras tarefas essenciais. Além de desempenhar essas funções críticas no âmbito administrativo, o cardápio também tem um papel importante como ferramenta de *marketing* para o estabelecimento que produz as refeições.

Os cardápios podem ser categorizados de diversas maneiras. Assim, exploraremos os tipos e padrões predominantes de cardápio. Em uma UAN, é possível oferecer uma ou todas as refeições do dia, dependendo do contexto em que a instituição atua. Por exemplo, em uma UAN hospitalar, são disponibilizadas seis refeições diárias; já em uma UAN localizada em uma indústria com operações das 8 às 17 horas, apenas o almoço pode ser servido.

Antes de tratarmos em detalhes do planejamento dietético ou dos distintos padrões de cardápios existentes, temos de abordar as terminologias empregadas na composição de uma refeição principal.

As refeições principais, como almoço e jantar, geralmente incluem uma entrada, um prato principal, uma guarnição, um prato-base e uma sobremesa. A seguir, apresentaremos uma breve descrição dessas categorias de preparações, as quais utilizaremos como termos de referência daqui em diante.

4.1.1 Entradas

A entrada pode ser servida tanto quente quanto fria, abrangendo uma variedade de pratos, como saladas, frios, canapés, sopas e caldos. Com relação às saladas, é preciso considerar sua harmonização com o prato principal e as guarnições, visto que elas desempenham um papel fundamental no dinamismo de cores e texturas do cardápio, como já discutido anteriormente (Reggiolli, 2019; Silva; Martinez, 2019).

Em padrões de cardápios que oferecem mais de uma opção, é recomendável incluir pelo menos uma salada folhosa e um legume, variando entre preparações cruas e cozidas. Além disso, em cardápios seletivos, nos quais os clientes podem selecionar várias opções de pratos, é possível incluir leguminosas, queijos, frios e alternativas (Reggiolli, 2019; Silva; Martinez, 2019).

4.1.2 Prato principal

O prato principal é aquele que contém proteínas e, em geral, representa o maior custo da refeição. Pode incluir uma variedade de carnes (bovina, suína, caprina, aves, peixes), vísceras, embutidos, ovos ou proteínas vegetais. Dependendo do tipo de cardápio estabelecido, pode haver uma ou várias opções de prato principal disponíveis. Em alguns casos, os clientes podem escolher apenas uma porção de carne entre duas ou três opções oferecidas pelo restaurante. Nessas situações, é essencial incluir uma carne amplamente aceita todos os dias, especialmente quando são servidas carnes menos populares (Reggiolli, 2019; Silva; Martinez, 2019).

Por exemplo, em um cardápio com opções como carneiro assado, fígado acebolado e peixe ensopado, que são menos populares, o ideal é incluir uma opção como bife grelhado para garantir a aceitação do cardápio. Em cardápios seletivos ou semisseletivos, nos quais os clientes têm mais opções de escolha, pode-se incluir um prato principal vegetariano.

4.1.3 Guarnição

A guarnição, também conhecida como *acompanhamento*, é o prato que complementa o prato principal. Geralmente, é composto por uma variedade de hortaliças, tubérculos, massas, farofas, cuscuz, polenta, suflês, tortas e outros elementos. Sua função é tanto adicionar sabor e textura à refeição quanto garantir uma harmonia sensorial com o prato principal, além de contribuir para uma composição nutricional equilibrada. Algumas preparações de pratos principais já incluem guarnições específicas, como estrogonofe com batata-palha, que se tornaram clássicas e complementam naturalmente o prato principal (Reggiolli, 2019; Silva; Martinez, 2019).

4.1.4 Prato-base

Segundo alguns autores, o prato-base é considerado o acompanhamento principal da refeição, composto por preparações baseadas em cereais e leguminosas. Na cultura brasileira, a combinação clássica e tradicional é arroz e feijão. Em cardápios-padrão básicos, essa combinação é praticamente obrigatória como prato-base em virtude de sua ampla aceitação. No entanto, em cardápios intermediários e superiores, há espaço para outras combinações, e a oferta de arroz pode não ser obrigatória, dependendo da guarnição e das preferências da clientela. Vale ressaltar que o arroz e o feijão são apreciados não apenas por seu sabor e textura, mas também por oferecerem uma excelente combinação de proteínas, fibras, vitaminas e minerais essenciais, tornando-se uma opção nutritiva e econômica para compor o prato-base em diversas refeições (Reggiolli, 2019; Silva; Martinez, 2019).

4.1.5 Sobremesa

A sobremesa desempenha um papel importante no cardápio, pois, além de se harmonizar com as outras preparações, também deve contribuir para o equilíbrio nutricional da refeição. Embora possa incluir opções de doces, prioriza-se a inclusão de frutas, reconhecidas por sua riqueza em nutrientes e benefícios para a saúde. Em cardápios seletivos ou semisseletivos, nos quais são oferecidas diversas sobremesas, é essencial incluir pelo menos uma opção de fruta (Reggiolli, 2019; Silva; Martinez, 2019).

Cabe destacar que muitas sobremesas exigem preparo antecipado e refrigeração, o que requer consideração em termos de mão de obra e disponibilidade de equipamentos. Por exemplo, se a UAN opera de segunda a sexta-feira, é inviável planejar uma sobremesa como gelatina para segunda-feira em razão do tempo necessário para resfriamento. Portanto, a logística de preparo das sobremesas deve ser cuidadosamente planejada de acordo com a capacidade operacional da unidade.

4.1.6 Complementos

Nos cardápios, é comum encontrar complementos fixos que são disponibilizados diariamente aos clientes, tais como azeite, temperos, farinha, pães, vinagrete, entre outros itens essenciais.

Para garantir uma composição nutricional equilibrada ao longo da semana, é fundamental saber combinar adequadamente as diferentes preparações. Por exemplo, se um prato principal mais calórico for selecionado, é recomendável que a guarnição e a sobremesa sejam mais leves, de modo a equilibrar a oferta de energia e nutrientes. Além disso, essa prática também se estende ao aspecto financeiro, visto que preparações que têm maior custo de preparo devem ser combinadas com outras de menor valor, garantindo a viabilidade econômica do cardápio (Reggiolli, 2019; Silva; Martinez, 2019).

4.2 Tipos e padrões de cardápios

A escolha do tipo de cardápio pela UAN é determinada pela dinâmica da unidade e pelo perfil da clientela atendida. Existem diferentes tipos de cardápios que podem ser adotados, como os cardápios estáticos, de uso único ou cíclicos. Os **cardápios estáticos** são aqueles que permanecem inalterados, ou seja, as mesmas opções de refeições são servidas independentemente do dia. Esse tipo de cardápio é mais adequado para estabelecimentos com uma clientela variada diariamente e não são ideais para UANs que atendem funcionários de uma indústria ou escola, por exemplo. Os **cardápios de uso único** geralmente são elaborados para datas especiais ou eventos específicos e não são repetidos em outras ocasiões, como um cardápio elaborado para uma ceia de Natal em um hospital ou uma comemoração do Dia das Crianças em uma escola. Já os **cardápios cíclicos** são aqueles que se alternam em intervalos definidos, sendo o tipo mais comum em UANs institucionais, escolas e restaurantes de empresas, em que a duração de cada ciclo pode variar de acordo com as características do local (Reggiolli, 2019; Silva; Martinez, 2019).

Em uma instituição de longa permanência para idosos (ILPI), por exemplo, a elaboração de um cardápio demanda ciclos mais longos, pois os residentes consomem refeições diariamente no local. Por outro lado, maternidades podem optar por ciclos mais curtos em razão do período de internamento mais reduzido. Em geral, o planejamento é realizado para períodos de 1 semana, 15 dias ou 1 mês. Existem diversas vantagens associadas a esse tipo de cardápio, como a padronização de procedimentos, a possibilidade de avaliar a aceitabilidade do cardápio antes de repeti-lo em um novo ciclo, a otimização do processo de compras, o controle de estoque e custos, entre outras. Contudo, é importante ter cautela em relação à sazonalidade dos alimentos, evitar a monotonia e garantir que as preparações menos aceitas não sejam oferecidas com frequência excessiva (Reggiolli, 2019; Silva; Martinez, 2019).

Outra maneira de classificar os cardápios é pela flexibilidade na escolha das preparações por parte do cliente. O **cardápio seletivo** oferece diversas opções de pratos em diferentes categorias, como entrada, prato principal, acompanhamentos e sobremesas, permitindo que o cliente escolha quantas preparações desejar. Por sua vez, o **cardápio semisseletivo** apresenta opções apenas em algumas categorias, por exemplo, no prato principal. Já o **cardápio não seletivo** é fixo, ou seja, não oferece opções em nenhuma categoria de preparação (Reggiolli, 2019; Silva; Martinez, 2019).

O formato do cardápio é influenciado pela operação da UAN, pelos termos do contrato entre a empresa fornecedora de refeições e o cliente, bem como pelo perfil dos consumidores atendidos. O padrão do cardápio consiste na estrutura dos itens a serem incluídos. Assim, classificamos os cardápios em básicos (tipo C), intermediários (tipo B) e superiores (tipo A), sendo a principal distinção entre eles relacionada à complexidade das preparações, ao custo dos ingredientes e à variedade de opções disponíveis (Reggiolli, 2019; Silva; Martinez, 2019).

O **padrão básico** é o mais simples, caracterizado por preparações de custo mais baixo e frequentemente apresentado como um cardápio não seletivo, ou seja, sem opções. Em geral, o prato principal consiste em opções de menor custo, acompanhadas por guarnições simples, sem muitos molhos ou gratinados. O arroz e o feijão são sempre os itens principais ou acompanhamentos. Preparações como fígado, dobradinha e ovo frito tendem a ser mais bem recebidas nesse padrão de cardápio e podem encontrar menor aceitação nos demais padrões (Reggiolli, 2019; Silva; Martinez, 2019).

O **padrão intermediário** apresenta uma composição mais elaborada e diversificada em relação ao padrão básico. Os molhos, incluindo os agridoces, podem ter uma presença mais marcante no cardápio, enquanto o prato principal de arroz com feijão, embora ainda seja bem aceito, pode ser servido em menor quantidade em comparação com o padrão básico. Pratos como estrogonofe, suflê, legumes gratinados e preparações com molho branco são amplamente apreciados nesse padrão (Reggiolli, 2019; Silva; Martinez, 2019).

O **padrão superior** é o mais refinado, oferecendo uma ampla variedade de opções de entradas, pratos principais e sobremesas. Esse cardápio é mais caro, mas geralmente é elaborado em porções menores. Não há necessidade de oferecer diariamente o prato-base ou acompanhamento, e pratos como carnes com molhos agridoces, carnes nobres e risotos cremosos são especialmente bem recebidos (Reggiolli, 2019; Silva; Martinez, 2019).

O Quadro 4.1 apresenta exemplos de cardápios nos distintos padrões. Cabe observar que o número de opções de entrada, prato principal, guarnição e sobremesa aumenta à medida que se avança do cardápio básico para o superior.

Quadro 4.1 – Diferença entre os padrões de cardápios

Composição	Padrão básico	Padrão intermediário	Padrão superior
Entrada	Escarola em tiras Beterraba ralada Tomate em rodelas	Torrada com pasta de alho Salada mista verde Beterraba ralada Tomate em rodelas com manjericão	Tomate com pasta de alho Antepasto de berinjela Salada mista verde Beterraba ralada Salada *caprese*
Prato principal	Bisteca suína grelhada Omelete	Bisteca suína grelhada com molho agridoce Maminha assada	Maminha assada Escalope de *mignon* ao molho escuro Peito de frango grelhado
Guarnição	Couve à mineira	Batata corada	Batata corada Espinafre ao creme
Prato-base	Arroz branco Feijão preto	Arroz branco Feijão preto	Arroz com açafrão Lentilha
Sobremesa	Mamão	Mamão Torta de morango	Mamão Torta de morango Sorvete de creme

Assim, você pôde compreender as diferenças entre os tipos de cardápios de modo a saber como montá-los de acordo com as preparações específicas. É essencial conhecer o formato do restaurante para adaptar o padrão a ser gerenciado, já que cada tipo de cardápio atende a demandas distintas e exige personalizações únicas.

4.3 Fatores do cliente que influenciam a escolha nas preparações no cardápio

Os principais objetivos do planejamento alimentar para coletividades são garantir a satisfação dos consumidores e promover a saúde da comunidade. É fundamental que os cardápios sejam balanceados em nutrientes, estejam alinhados aos hábitos alimentares dos indivíduos, atendam aos padrões de segurança alimentar e estejam adaptados às limitações financeiras da instituição. Além disso, é preciso considerar a sazonalidade dos alimentos, as condições climáticas locais, a disponibilidade de recursos humanos e a infraestrutura física da unidade, bem como as atividades diárias dos consumidores e o tipo de cardápio selecionado.

A elaboração de cardápios vai além da simples seleção de pratos, pois é uma tarefa complexa que demanda considerações abrangentes. Antes de começar o planejamento alimentar, é essencial compreender a clientela atendida e os fatores que influenciam na escolha das preparações (Reggiolli, 2019; Silva; Martinez, 2019).

Inicialmente, é necessário entender quem serão os consumidores dos alimentos fornecidos pela UAN. Devem ser considerados aspectos demográficos, socioculturais e econômicos, bem como os hábitos alimentares dos clientes, pois isso aumenta a precisão do planejamento e a aceitação do cardápio pelos consumidores (Reggiolli, 2019; Silva; Martinez, 2019).

No que diz respeito às características demográficas, deve-se avaliar o perfil em termos de sexo, faixa etária, nível educacional, ocupação e renda, porque isso auxilia na definição de vários aspectos, incluindo o tipo de cardápio e a estimativa das necessidades nutricionais. Quanto às características socioculturais, é importante coletar dados sobre estilo de vida, práticas religiosas e etnia, pois, como mencionado anteriormente, o ato de se alimentar vai além da nutrição do corpo, e muitas pessoas procuram um estabelecimento alimentar que esteja alinhado com suas raízes ou estilo de vida (Reggiolli, 2019; Silva; Martinez, 2019).

A avaliação dos hábitos alimentares pode ter como referência as características demográficas e socioculturais, mas também pode ser enriquecida por meio de questionários, entrevistas ou pesquisas de satisfação conduzidas com os clientes habituais da UAN. Por meio desses métodos, é possível identificar as preferências em termos de preparações ou tipos de alimentos (entre as opções viáveis para oferta pela UAN, conforme o padrão de cardápio). Assim, ao incorporar essas informações ao processo de planejamento de cardápios, pode-se aumentar a satisfação do cliente e reduzir o desperdício de alimentos. Ter um entendimento dos hábitos alimentares da clientela é fundamental para aprimorar a aceitação do cardápio proposto, uma vez que é natural que as pessoas prefiram o que já estão acostumadas a comer em suas próprias residências (Reggiolli, 2019; Silva; Martinez, 2019).

Na formulação de cardápios para coletividades, é essencial entender as necessidades nutricionais da clientela para garantir a oferta adequada de nutrientes essenciais à saúde. Uma maneira de estimar o valor energético total (VET) é considerar as características gerais dos frequentadores da UAN (se adultos, crianças ou idosos), conduzindo uma avaliação nutricional em uma amostra representativa e calculando um VET médio para essa população (Reggiolli, 2019; Silva; Martinez, 2019).

Na ausência de dados para estimar o VET, recomenda-se seguir as diretrizes estabelecidas no Programa de Alimentação do Trabalhador (PAT), detalhado na próxima seção. Em linhas gerais, o PAT determina que as refeições principais (almoço, jantar e ceia) devem fornecer de 600 a 800 kcal, enquanto as pequenas refeições (desjejum e lanches) devem oferecer de 300 a 400 kcal, com a possibilidade de um aumento de até 20% nesses valores. No contexto escolar, é recomendado observar os parâmetros fornecidos pelo Programa Nacional de Alimentação Escolar (PNAE) – estabelecido pela Lei n. 11.947, de 16 de junho de 2009 (Brasil, 2009) –, adaptando-os de acordo com o período de permanência do aluno na escola – parcial ou integral (Brasil, 1976).

4.3.1 Fatores relacionados à UAN que influenciam na composição do cardápio

Além das características específicas da clientela, diversos outros aspectos devem ser considerados durante o planejamento dietético, especialmente aqueles relacionados à estrutura da UAN, à disponibilidade de equipamentos, aos recursos financeiros e humanos e às características das matérias-primas, como sazonalidade, disponibilidade e atributos sensoriais.

A localização geográfica da UAN propicia *insights* valiosos sobre os hábitos alimentares da clientela. Por exemplo, um restaurante situado na Região Sul do país costuma atender a uma clientela com hábitos alimentares ligeiramente diferentes dos da Região Norte. No entanto, para além da localização geográfica, considerar a origem do público que frequenta o estabelecimento também é essencial. Por exemplo, suponha um restaurante voltado para trabalhadores da construção civil localizado no Sul, mas com a maioria dos funcionários originários do Nordeste, que migraram exclusivamente para o trabalho. Nesse cenário, os hábitos alimentares a serem considerados não seriam os da localidade, mas os dos clientes, com base em sua origem (Reggiolli, 2019).

É imprescindível levar em conta o espaço físico e os equipamentos disponíveis ao planejar um cardápio para uma UAN. Por exemplo, ao elaborar um cardápio que inclui carne assada ao forno, lasanha de berinjela e pudim de leite, é preciso considerar que todas essas preparações requerem o uso do forno. Se o nutricionista não observar esse aspecto durante o planejamento, corre-se o risco de não ser possível executar o cardápio em razão da falta de equipamento adequado. Isso poderia resultar na necessidade de alterar o cardápio, o que poderia desagradar os clientes e causar problemas no fluxo de estoque da unidade (Reggiolli, 2019).

Portanto, deve-se pensar não apenas nas receitas em si, mas também na logística de preparo dos alimentos, levando em conta a diversidade de texturas desejada e a distribuição das preparações nos diferentes equipamentos disponíveis na UAN. Além disso, é fundamental considerar o espaço de armazenamento necessário, principalmente no caso de preparações que exigem refrigeração.

Os recursos financeiros disponíveis para uma UAN assumem um papel de suma importância no processo de planejamento de cardápios. É essencial que esses recursos sejam adequados para cobrir os custos associados ao cardápio elaborado. Por exemplo, ao considerar o PNAE, o governo federal disponibiliza um valor de R$ 1,37 para o estudante matriculado em tempo integral e de R$ 0,86 no caso de carga horária parcial. Se o município onde a escola está localizada não fornece recursos adicionais, o nutricionista deve desenvolver cardápios que possam ser sustentados com esse valor. Caso contrário, será difícil garantir a oferta de refeições durante os 200 dias letivos do ano (Brasil, 2009).

Outro aspecto a ser observado são os recursos humanos disponíveis na UAN. Se a equipe for reduzida ou tiver habilidades culinárias limitadas, é necessário optar por preparações mais simples. Além disso, o cardápio deve ser planejado de modo a distribuir equitativamente as tarefas entre os funcionários, em vez de concentrá-las em um único setor. Isso ajuda a otimizar a produção e garantir a qualidade das refeições servidas (Reggiolli, 2019).

Um dos fatores alimentares frequentemente discutidos é a sazonalidade. Os alimentos colhidos durante a safra são geralmente mais frescos, têm maior qualidade e tendem a ter um custo menor. Cada região desenvolve sua própria tabela de sazonalidade, que relaciona os meses do ano com a disponibilidade alta ou baixa de determinados produtos (Reggiolli, 2019).

Como exemplo, observe a figura a seguir, que apresenta alguns produtos e os períodos do ano em que estão disponíveis; uma escala de cores indica a variação de valores ao longo das estações.

Figura 4.1 – Sazonalidade de alimentos segundo as Centrais de Abastecimento do Paraná (Ceasa-PR)

Produtos	Hortaliças tuberosas – Raízes – Tubérculos e bulbos											
	Jan	Fev	Mar	Abr	Mai	Jun	Jul	Ago	Set	Out	Nov	Dez
Alho												
Batata												
Batata-doce												
Batata salsa												
Beterraba												
Cebola												
Cenoura												
Inhame												
Mandioca - Aipim												
Nabo												
Rabanete												

Legenda

Boa oferta	Oferta do produto acima do normal com tendência de preços baixos
Regular oferta	Oferta equilibrada com tendência de preços estáveis
Fraca oferta	Pouca oferta do produto com tendência de preços mais altos
Ausente	Produto ausente no período

Fonte: Ceasa-PR, 2024.

Além da sazonalidade, é importante analisar a disponibilidade de alimentos. Por exemplo, se você trabalha em uma UAN do setor público que depende de uma licitação para adquirir os gêneros alimentícios e não há ervilhas disponíveis na licitação, não será possível planejar preparações que incluam esse ingrediente no cardápio. Além disso, monitorar o saldo de estoque é sempre essencial (Reggiolli, 2019).

É preciso considerar ainda as características sensoriais do cardápio, pois estão relacionadas diretamente à satisfação do cliente. Entre essas características, destacam-se (Reggiolli, 2019):

- **Cor**: a variedade de cores nos alimentos do cardápio é essencial para garantir uma ampla diversidade de nutrientes e compostos bioativos. Cores vibrantes não apenas atraem os clientes, mas também indicam uma seleção rica em frutas e hortaliças, elementos fundamentais para a pigmentação dos pratos. No caso do bufê, a disposição das travessas deve alternar as cores das preparações, proporcionando um visual mais atrativo.
- **Forma**: a diversificação dos cortes dos alimentos é uma maneira eficaz de enriquecer o cardápio e demonstrar cuidado com a apresentação dos pratos. Os alimentos podem ser apresentados em cubos, tiras, rodelas, fatias, postas, entre outras formas.
- **Sabor**: o destaque dos sabores das preparações pode ser alcançado por meio do uso de ervas aromáticas, minimizando o uso de sal. É importante equilibrar os gostos básicos (doce, salgado, azedo, amargo e umami), evitando repetir alimentos com sabores semelhantes, como dois pratos amargos (por exemplo, jiló refogado e salada de almeirão). Geralmente, preparações agridoces têm menor aceitação em cardápios populares. Deve-se evitar o uso excessivo de misturas prontas para temperos, pois isso pode resultar em um sabor uniforme em todos os pratos.
- **Textura**: a combinação de diferentes texturas evita a monotonia no cardápio. Os alimentos podem ser oferecidos em formas líquidas, cremosas, crocantes, macias, entre outras.
- **Temperatura**: as condições climáticas podem influenciar significativamente na preferência por determinadas preparações do cardápio. Em períodos mais quentes, pratos frios como saladas, frutas e sobremesas geladas tendem a ser mais apreciados. Por outro lado, em épocas mais frias, sopas, caldos e ensopados ganham destaque. Independentemente das escolhas, é fundamental garantir que

os alimentos sejam mantidos em temperaturas seguras para evitar a proliferação de microrganismos prejudiciais. Alimentos frios devem ser mantidos abaixo de 4 °C, enquanto alimentos quentes devem permanecer acima de 60 °C.

Além de considerar a diversidade de ingredientes em diferentes receitas, convém evitar repetições de elementos nos pratos do cardápio. Por exemplo, deve-se evitar incluir cenoura em diversas preparações, como no caso de salada de cenoura, bife a rolê recheado com cenoura e arroz com cenoura e outros legumes. O ideal é propiciar maior variedade ao paladar dos clientes (Reggiolli, 2019).

Por último, destacamos a importância da criatividade do profissional encarregado do planejamento, sendo esse um fator determinante. A habilidade de encontrar soluções inovadoras para desafios simples é essencial na elaboração de cardápios. O nutricionista pode buscar inspiração em diversas fontes, como revistas especializadas, eventos gastronômicos, recursos *on-line* de culinária, *chefs* renomados e, é claro, preferências e *feedbacks* da própria clientela (Reggiolli, 2019).

4.4 Planejamento horizontal

No processo de planejamento de cardápios, é fundamental dominar diversas ferramentas disponíveis. Embora existam *softwares* especializados que simplificam esse processo, o nutricionista também pode realizar essa tarefa de maneira manual, utilizando planilhas do Excel®, tabelas de composição de alimentos, calendários de sazonalidade, listagens de preparações e, sobretudo, fichas técnicas de preparo. Estas últimas são recursos indispensáveis, pois facilitam a seleção das receitas que integrarão o cardápio, garantindo a padronização na descrição das preparações e evitando redundâncias de ingredientes, além de auxiliar no cálculo da composição nutricional e dos custos envolvidos.

Uma abordagem inovadora para simplificar o planejamento de cardápios é adotar o **método horizontal**. Com essa técnica, formamos uma visão mais clara e detalhada do que está sendo planejado, reduzindo erros como a repetição de ingredientes ou inconsistências nas características sensoriais (Weis et al., 2022).

No método horizontal, em vez de concebermos uma refeição completa de uma só vez e passarmos para a próxima refeição do dia seguinte, distribuímos os pratos ao longo de um período predefinido, conhecido como *ciclo do cardápio*. Normalmente, começamos pelo planejamento do prato principal. Essa escolha inicial se justifica pelo fato de ser o item mais significativo em termos de custo no cardápio, permitindo-nos equilibrar os gastos com as guarnições e até mesmo regular a frequência dos pratos principais mais dispendiosos no cardápio. Todos os pratos principais para o período do ciclo do cardápio (por exemplo, 1 semana) são planejados de uma vez. Se a UAN oferecer mais de uma opção de prato principal, todas as alternativas devem ser consideradas nesse estágio inicial (Weis et al., 2022).

Em seguida, retornamos ao primeiro dia do ciclo e iniciamos o planejamento de todas as guarnições do período. Além de ajudarem a controlar os custos, como mencionado anteriormente, as guarnições também permitem o equilíbrio nutricional da refeição. Por exemplo, se tivermos um prato principal com alto teor de gordura, podemos planejar uma guarnição com baixo teor para compensar. Em seguida, planejamos todas as entradas, as sobremesas e os pratos-base. Essa abordagem nos permite ter uma visão completa à medida que distribuímos as preparações, evitando a repetição de ingredientes no mesmo dia ou em dias consecutivos, bem como ajustar a combinação de cores, texturas e sabores entre as preparações. Em resumo, a ordem de planejamento será a seguinte: 1) prato principal; 2) guarnições; 3) entradas/saladas; 4) prato-base; e 5) sobremesas (Weis et al., 2022).

No quadro a seguir, é possível visualizar um exemplo de como podemos montar o planejamento horizontal da semana de uma UAN que atenda de segunda à sexta-feira.

Quadro 4.2 – Menu semanal completo com sugestões de preparos

	Segunda	Terça	Quarta	Quinta	Sexta
Prato principal	Bife grelhado	Carne moída à bolonhesa	*Mignon* suíno com molho escuro	Fricassê de frango	Almôndega ao sugo
Guarnição	Batata sauté	Batata-palha	Purê de abóbora	Torta salgada	Macarrão Creme de milho
Entrada	Alface Tomate	Brócolis Couve-flor	Beterraba ralada	Rabanete	Chuchu Folhas
Sobremesa	Mamão	Gelatina	Melancia	Sagu	Pudim
Prato-base	Arroz e feijão	Macarrão	Arroz e feijão	Arroz com brócolis Feijão	Arroz e feijão

Nesse exemplo, ao organizarmos previamente todos os pratos principais, conseguimos distribuir de maneira equilibrada os diferentes tipos de carne e métodos de preparo, visando minimizar a repetição. Em seguida, todas as guarnições foram distribuídas de forma a evitar a monotonia. Por exemplo, considerando que na quinta-feira será servido estrogonofe e que a batata-palha é um acompanhamento clássico, sabemos que não podemos usar batata novamente como guarnição em outro dia, mesmo que um purê de batatas com peixe ao molho pareça apropriado. Se tivéssemos feito o planejamento na vertical, ou seja, refeição completa dia a dia, correríamos o risco de ter de revisar e reprogramar vários itens em virtude da repetição de ingredientes.

Ainda no mesmo exemplo, prosseguiríamos planejando as próximas semanas, até mesmo para que não haja pratos repetidos – não que isso não possa acontecer, mas é bom cuidar, pois, com o tempo, eles se repetem. Por isso, o próximo passo é fazer o planejamento mensal, para obter uma melhor visualização.

4.5 *Per capita* e composição nutricional, redação e avaliação dos cardápios elaborados

Para assegurar o cumprimento das necessidades nutricionais estabelecidas, é essencial que a UAN defina as porções (*per capita*) de cada alimento servido. Essa determinação requer conhecimento aprofundado da clientela e identificação dos alimentos mais consumidos. Recomenda-se que a definição *per capita* comece com os alimentos habitualmente presentes no cardápio diário, como arroz, feijão e carnes, seguidos pela avaliação das porções para entradas, acompanhamentos e sobremesas. O uso das fichas técnicas de preparo é fundamental nesse processo, pois, além de determinarem o *per capita*, apresentam informações sobre rendimento, tempo de preparo, composição nutricional e custos associados. O *per capita* também pode ser estabelecido agrupando-se os alimentos por categoria, como carnes, massas, vegetais, frutas, entre outros (Weis et al., 2022).

Existem diversas tabelas de *per capita* disponíveis na internet; no entanto, em razão das particularidades de cada estabelecimento e da necessidade de adequação às características da clientela, a recomendação é que cada UAN defina os próprios cardápios (Weis et al., 2022).

Com os alimentos selecionados e as porções definidas, o próximo passo é realizar o cálculo da composição nutricional para garantir que o cardápio atenda às necessidades nutricionais da clientela. Para isso, podem ser utilizados *softwares* específicos ou tabelas de composição de alimentos, como discutido anteriormente. Devemos ressaltar que, considerando-se que um dos objetivos primordiais dos cardápios da UAN é promover a saúde da população, é essencial que estes sejam equilibrados e não ofereçam excesso de calorias, açúcar e sódio (Weis et al., 2022).

Depois de completar todas essas etapas, é necessário redigir oficialmente o cardápio para divulgação. A redação deve ser impecável, sem erros ortográficos, sendo fundamental que o responsável pela elaboração esteja familiarizado com a nomenclatura convencional de pratos e acompanhamentos. Os nomes dos pratos devem ser escritos de forma completa, incluindo o método de preparo do alimento (por exemplo, *filé de frango grelhado*, e não apenas *frango*) (Weis et al., 2022).

Além disso, a formatação também é relevante e deve seguir um padrão (por exemplo, apenas a primeira letra em maiúscula). Quanto à divulgação, o cardápio pode ser apresentado em *sites*, *e-mails*, murais, jornais, entre outros meios, a depender da estratégia da UAN. Um planejamento cuidadoso minimiza a necessidade de alterações repentinas no cardápio, algo que pode causar desconforto aos clientes. No caso de uma mudança ser necessária, deve-se atualizar e divulgar o cardápio novamente para os clientes (Weis et al., 2022).

Além de supervisionar a implementação do cardápio, o nutricionista também deve encontrar métodos para avaliá-lo, pois isso fornece informações valiosas para atualizações ou reformulações futuras.

Para saber mais

Recomendamos o documentário *Chef's Table*, disponível na plataforma Netflix. Essa série oferece um olhar aprofundado sobre a vida e o trabalho de alguns dos *chefs* mais renomados do mundo. Cada episódio é dedicado a um *chef* específico, proporcionando uma visão de suas inspirações, seus desafios e seus processos criativos na culinária. Assistir a documentários nessa área nos ajuda a ter criatividade e diferentes perspectivas na elaboração de cardápios.

CHEF'S Table. Direção: Andrew Fried et al. EUA: Netflix, 2015. 290 min.

Síntese

O desenvolvimento de cardápios para grupos requer uma abordagem meticulosa e criativa, pois, além de ser uma ferramenta essencial na gestão da unidade, o cardápio também desempenha um papel fundamental na educação alimentar e nutricional. Quando elaborado com excelência, ele pode influenciar positivamente os hábitos alimentares dos clientes.

O objetivo deve ser não apenas satisfazer os clientes em relação aos aspectos sensoriais do cardápio, mas também promover os princípios de uma alimentação saudável. Portanto, é imprescindível utilizar fichas técnicas de preparo como recursos fundamentais para o controle dos ingredientes utilizados, a composição nutricional e os custos das preparações.

Considerando-se as características do estabelecimento e da clientela, é possível adotar diferentes padrões de cardápio, sendo os mais comuns o básico, o intermediário e o superior. Independentemente do padrão escolhido, a estratégia de planejamento horizontal é essencial para minimizar a repetição de ingredientes e evitar a monotonia em relação a cores e texturas.

Além do planejamento inicial, o nutricionista deve acompanhar a execução do cardápio e avaliar sua aceitação pelos clientes. Para isso, podem-se utilizar pesquisas de satisfação, cujos resultados serão aplicados em futuras elaborações de cardápios, de modo a garantir um processo contínuo de melhoria e adaptação às necessidades e preferências da clientela.

Questões para revisão

1. Numere as afirmativas de acordo com as respectivas denominações.
   1. Entrada
   2. Prato-base
   3. Prato principal
   4. Guarnição
   5. Sobremesa
   6. Complemento

( ) Para alguns autores, trata-se do acompanhamento, ou seja, preparações à base de cereais e leguminosas, sendo muito comum na cultura brasileira a combinação de arroz e feijão.

( ) Inclui alimentos como azeite, temperos, farinha, pães, vinagrete, entre outros.

( ) Diz respeito ao prato proteico e de maior custo da refeição. Pode ser à base de carnes de diferentes tipos (bovina, suína, caprina, aves, peixes), vísceras, embutidos, ovos ou proteína vegetal.

( ) Pode ser quente ou fria. São exemplos: saladas, frios, canapés, sopas, caldos, *consommé*.

( ) É o prato que acompanha o prato principal. Em geral, é composto por hortaliças, tubérculos, massas, farofas, cuscuz, polenta, suflês, tortas, entre outros.

( ) Deve estar em harmonia com o restante do cardápio e auxilia no equilíbrio da composição nutricional. Pode ser composta por doces ou frutas.

Agora, assinale a alternativa que corresponde à sequência correta:
a) 2, 3, 6, 5, 4, 1.
b) 4, 5, 1, 3, 6, 2.
c) 5, 2, 1, 3, 6, 4.
d) 2, 6, 3, 1, 4, 5.
e) 6, 2, 3, 4, 1, 5.

2. Avalie as afirmativas a seguir sobre os aspectos que devem ser considerados como influências na escolha dos alimentos para o planejamento do cardápio.

 I) É importante que os cardápios sejam equilibrados em nutrientes e estejam de acordo com os hábitos alimentares dos consumidores.

 II) Na elaboração de cardápios para indivíduos, é preciso também conhecer as necessidades nutricionais da clientela a fim de garantir a oferta de nutrientes necessários para a manutenção da saúde.

III) Entre as características socioculturais, podemos levantar dados em relação a estilo de vida, práticas religiosas e etnia.

Estão corretas as afirmativas:
a) I, apenas.
b) II e III.
c) I, II e III.
d) I e III.
e) III, apenas.

3. Como podem ser avaliados os hábitos alimentares de uma clientela?
a) Por meio de características demográficas e socioculturais e da aplicação de questionários.
b) Pela determinação de suas necessidades nutricionais.
c) Por meio de informações obtidas com os recursos humanos da empresa.
d) Por meio das informações dos programas governamentais.
e) Por meio das diretrizes publicadas pelo Instituto de Medicina Americano.

4. Na hora de elaborar um cardápio, o nutricionista deve atentar para as características sensoriais, o que está diretamente relacionado com a satisfação do cliente. Cite e explique uma dessas características.

5. Os alimentos não são apenas simples fornecedores de nutrientes. Além desse aspecto, a alimentação apresenta várias dimensões. Cite dois exemplos que devem ser considerados no planejamento dietético.

Questão para reflexão

1. As fichas técnicas de preparo são ferramentas essenciais no planejamento e na execução de cardápios, fornecendo informações detalhadas sobre os ingredientes, a composição nutricional e o custo das

preparações. No entanto, a eficácia dessas fichas depende não apenas de sua precisão e atualização, mas também da maneira como são utilizadas pelos profissionais de nutrição no dia a dia. Assim, como a utilização adequada e a constante atualização das fichas técnicas de preparo podem impactar a qualidade e a eficiência das refeições oferecidas em um estabelecimento? Além disso, de que maneira a integração das fichas técnicas com as práticas operacionais diárias pode influenciar a consistência nutricional, a gestão de custos e a satisfação dos clientes?

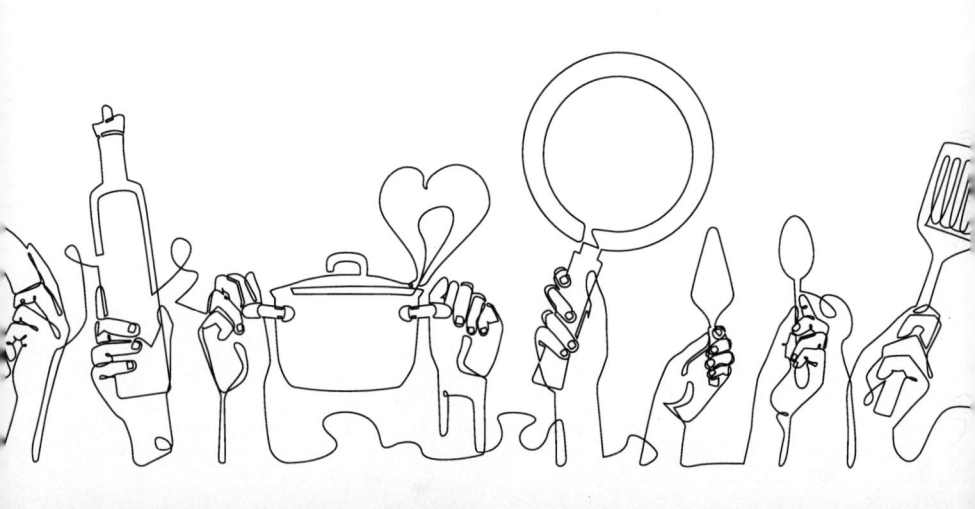

Capítulo 5

Programas envolvidos no planejamento de cardápios

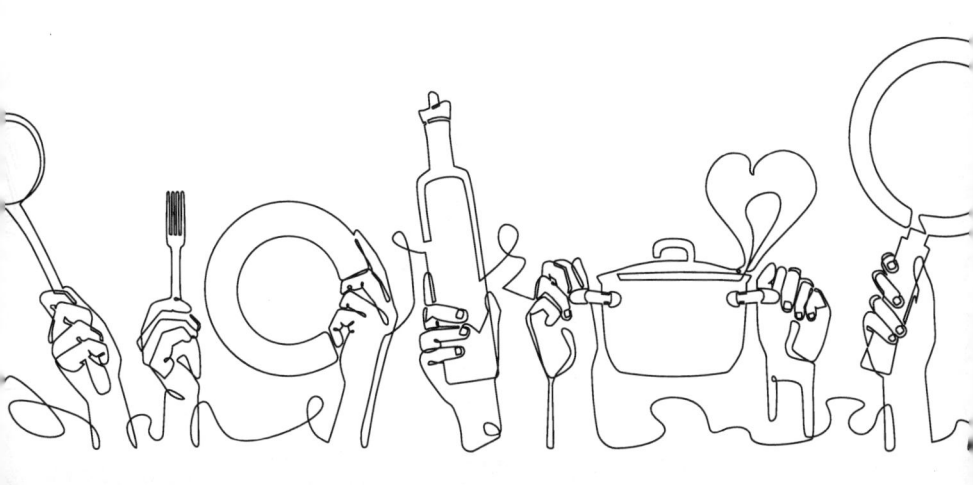

Conteúdos do capítulo
- Programa Nacional de Alimentação Escolar (PNAE).
- Programa de Alimentação do Trabalhador (PAT).
- Elaboração de cardápios com base nos critérios do PNAE e do PAT.

Após o estudo deste capítulo, você será capaz de:
1. compreender os objetivos e as diretrizes do PNAE e do PAT e sua influência na elaboração e na gestão de cardápios;
2. aplicar os critérios estabelecidos pelo PNAE e pelo PAT para desenvolver cardápios que atendam às necessidades nutricionais de estudantes e trabalhadores, respectivamente, garantindo a qualidade das refeições e a conformidade com as normas estabelecidas;
3. implementar práticas de planejamento e avaliação de cardápios que respeitem as exigências desses programas, promovendo uma alimentação equilibrada e saudável para os diferentes públicos beneficiados.

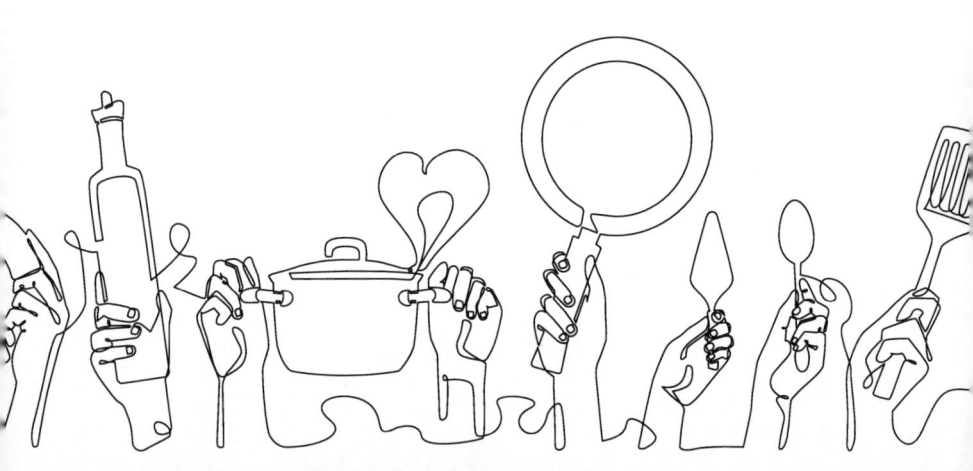

Neste capítulo, trataremos de dois programas nacionais nos quais a presença do nutricionista como responsável técnico é obrigatória: o Programa Nacional de Alimentação Escolar (PNAE) e o Programa de Alimentação do Trabalhador (PAT). Em ambos os programas, uma das responsabilidades do nutricionista é o planejamento dietético para grupos, o qual serve como ponto de partida para diversas outras atribuições na Unidade de Alimentação e Nutrição (UAN).

Tanto o PNAE quanto o PAT têm como objetivo garantir a segurança alimentar e nutricional (SAN) da população atendida, oferecendo refeições nutricionalmente equilibradas e adequadas à fase da vida de cada indivíduo. Esses programas são considerados os mais bem-sucedidos e duradouros entre todas as políticas e programas de alimentação e nutrição no Brasil.

Embora cada programa tenha um público-alvo específico – alunos da rede pública de ensino ou trabalhadores de empresas registradas no PAT –, nada impede que nutricionistas que atuam em outros contextos na elaboração de cardápios utilizem os parâmetros nutricionais e as recomendações gerais estabelecidas pela legislação que rege esses dois programas.

5.1 Programa Nacional de Alimentação Escolar

O Programa Nacional de Alimentação Escolar (PNAE) destaca-se como o mais antigo e abrangente programa de alimentação e nutrição do país, sendo reconhecido também internacionalmente como um dos mais amplos programas escolares do mundo. Sua origem remonta ao Decreto n. 39.007, de 11 de abril de 1956, que estabeleceu a criação da Campanha Nacional de Merenda Escolar. Ao longo dos anos, o programa passou por alterações, sendo renomeado em 1965 como *Campanha Nacional* de *Alimentação Escolar* e, finalmente, em 1979, como *Programa Nacional de Alimentação Escolar* (Brasil, 2009).

O PNAE é regulamentado por duas legislações fundamentais, a Resolução n. 6, de 8 de maio de 2020 (Brasil, 2020a), do Fundo Nacional de Desenvolvimento da Educação (FNDE), e a Lei n. 11.947, de 16 de junho de 2009 (Brasil, 2009). Ambas são de leitura imprescindível para uma compreensão abrangente do funcionamento do programa. Em linhas gerais, de acordo com a Resolução n. 6/2020, o PNAE visa

> contribuir para o crescimento e o desenvolvimento biopsicossocial, a aprendizagem, o rendimento escolar e a formação de práticas alimentares saudáveis dos alunos, por meio de ações de educação alimentar e nutricional e da oferta de refeições que cubram as suas necessidades nutricionais durante o período letivo. (Brasil, 2020a, p. 2)

O PNAE atende uma clientela composta por alunos matriculados na educação básica de escolas da rede pública federal, estadual e municipal, abrangendo desde a educação infantil até o ensino médio, além da educação de jovens e adultos (EJA). A determinação do número de alunos participantes do programa é baseada no Censo Escolar e as refeições devem ser fornecidas por, no mínimo, 200 dias letivos.

A maioria dos beneficiários do PNAE são crianças em fase de formação de hábitos alimentares. Além dos benefícios para a saúde, o PNAE desempenha um importante papel social, pois, em muitos casos, a alimentação escolar representa a principal ou, até mesmo, a única refeição diária para os alunos.

Para garantir o funcionamento eficaz do PNAE, os estados e os municípios recebem recursos do governo federal e são responsáveis por investir esses recursos adequadamente, assegurando não apenas a produção das refeições, mas também a infraestrutura física necessária, o pessoal para o planejamento, a execução e a avaliação do programa, bem como a implementação de ações de educação alimentar.

O PNAE transcende a simples provisão de alimentos aos alunos durante o período escolar, apesar de ter sido muitas vezes interpretado como um programa assistencialista. Na verdade, trata-se de uma política que está intrinsecamente ligada ao direito humano à alimentação adequada. Ele busca transformar a escola em um ambiente que promove a saúde ao harmonizar a oferta de alimentos apropriados com iniciativas que reforçam a adoção de hábitos alimentares saudáveis.

O nutricionista exerce um papel central nesse programa, sendo o profissional encarregado de diagnosticar e acompanhar o estado nutricional dos alunos, planejar, elaborar, monitorar e avaliar o cardápio, supervisionar a aquisição de alimentos, o preparo, a distribuição e o consumo das refeições pelos estudantes, além de coordenar e implementar ações de educação alimentar e nutricional (Brasil, 2020a). É importante observar que o planejamento do cardápio assume uma posição central entre as responsabilidades do nutricionista, uma vez que serve de base para outras atividades no âmbito do programa.

5.1.1 Planejamento de cardápios para o Programa Nacional de Alimentação Escolar

A elaboração dos cardápios é de responsabilidade do nutricionista, que, portanto, atua como o responsável técnico pela alimentação escolar. Ele é encarregado de elaborar os cardápios, com base na utilização de alimentos *in natura* ou minimamente processados. Essa elaboração visa não apenas atender às necessidades nutricionais dos alunos, mas também respeitar seus hábitos alimentares e a cultura alimentar local, além de promover a sustentabilidade, a sazonalidade e a diversificação agrícola da região, promovendo, assim, uma alimentação adequada e saudável (Brasil, 2009).

Os cardápios devem ser ajustados para satisfazer as necessidades alimentares específicas dos estudantes diagnosticados com condições especiais, como doença celíaca, diabetes, hipertensão, anemias, alergias e intolerâncias alimentares, entre outras. Ademais, os alunos com deficiência, transtornos globais de desenvolvimento e altas habilidades/superdotação devem receber a alimentação escolar durante o período de escolarização, além de, no mínimo, uma refeição no contraturno, quando em Atendimento Educacional Especializado (AEE), de modo a garantir que suas necessidades nutricionais sejam atendidas de acordo com suas especificidades (Brasil, 2009).

É também necessário que os cardápios considerem as particularidades culturais das comunidades indígenas e/ou quilombolas, assegurando uma alimentação escolar que respeite e valorize a diversidade cultural presente nessas populações (Brasil, 2009).

Ao nutricionista, como responsável técnico da alimentação escolar, cabe a definição dos horários e dos alimentos apropriados para cada tipo de refeição, levando em conta os hábitos e a cultura alimentar dos alunos. Além disso, é preciso considerar as necessidades nutricionais diárias de cada faixa etária, de forma que as porções oferecidas sejam adequadas (Brasil, 2009).

Os cardápios de cada etapa e modalidade de ensino devem conter informações detalhadas, incluindo o horário e o tipo de refeição, o nome da preparação, os ingredientes utilizados e as informações nutricionais sobre energia e macronutrientes. Esses cardápios devem ser assinados pelo nutricionista responsável e estar disponíveis em locais visíveis nas Secretarias de Educação, nas unidades escolares e nos *sites* oficiais da entidade executora (Weis et al., 2022).

Os menus devem ser cuidadosamente elaborados para atender, em média, às exigências nutricionais estipuladas de acordo com as seguintes diretrizes do FNDE, dispostas na Resolução n. 6/2020:
- Para creches em meio período, deve-se assegurar, no mínimo, 30% das necessidades diárias de energia, macronutrientes e micronutrientes essenciais, distribuídos em pelo menos duas refeições.
- Para creches em período integral, incluindo aquelas localizadas em comunidades indígenas ou áreas de quilombos, deve-se atender,

no mínimo, 70% das necessidades diárias de energia, macronutrientes e micronutrientes essenciais, distribuídos em pelo menos três refeições.

- Para estudantes em escolas localizadas em comunidades indígenas ou áreas de quilombos, exceto creches, deve-se oferecer, no mínimo, 30% das necessidades diárias de energia e macronutrientes por refeição.
- Para outros estudantes da educação básica em meio período, deve-se garantir, no mínimo, 20% das necessidades diárias de energia e macronutrientes por refeição.
- Para estudantes da educação básica, exceto creches, em período integral, deve-se assegurar, no mínimo, 30% das necessidades diárias de energia e macronutrientes, considerando-se duas ou mais refeições.
- Para estudantes em programas de educação em tempo integral e escolas de tempo integral, deve-se garantir, no mínimo, 70% das necessidades nutricionais, distribuídas em pelo menos três refeições.

No que diz respeito ao fornecimento de frutas, legumes e verduras, as diretrizes da Resolução n. 6/2020 são as seguintes:

- Em unidades de ensino que oferecem refeições em meio período, devem ser disponibilizados, no mínimo, 280 gramas por estudante por semana, distribuídos ao longo dos dias letivos, com frutas *in natura* em pelo menos dois dias e hortaliças em pelo menos três dias.
- Em unidades de ensino que oferecem refeições em período integral, devem ser disponibilizados, no mínimo, 520 gramas por estudante por semana, com frutas *in natura* em pelo menos quatro dias e hortaliças em pelo menos cinco dias.

Além disso, é estabelecido que bebidas à base de frutas não substituem a oferta de frutas *in natura*, sendo obrigatória a inclusão de alimentos fonte de ferro heme pelo menos quatro dias por semana, assim como alimentos fonte de vitamina A pelo menos três dias por semana (Brasil, 2020a).

Os cardápios também devem limitar a oferta de certos alimentos, como produtos cárneos, legumes em conserva, alimentos em conserva, bebidas lácteas com aditivos ou adoçados, líquidos lácteos com aditivos ou adoçados, biscoitos, bolachas, pães, bolos, doces, preparações regionais doces, margarina ou creme vegetal, conforme especificado na Resolução n. 6/2020.

Por fim, é proibida a oferta de gorduras trans industrializadas em todos os cardápios, bem como a inclusão de alimentos ultraprocessados, açúcar, mel e adoçante nas preparações culinárias e bebidas para crianças com até 3 anos de idade, conforme as diretrizes dispostas na Resolução n. 6/2020.

Ademais, para o planejamento das refeições destinadas aos estudantes com mais de 3 anos de idade, é recomendado que:
- a quantidade máxima de açúcares simples adicionados não ultrapasse 7% da energia total;
- as gorduras totais compreendam, no máximo, entre 15% e 30% da energia total;
- a energia total advinda de gordura saturada não exceda 7%;

Com relação a sódio ou sal, recomenda-se:
- para uma refeição em períodos parciais – o uso de até 600 miligramas de sódio ou 1,5 grama de sal *per capita*;
- para duas refeições em períodos parciais – o uso de até 800 miligramas de sódio ou 2,0 gramas de sal *per capita*;
- para três ou mais refeições em período integral – o uso de até 1.400 miligramas de sódio ou 3,5 gramas de sal *per capita*.

Cabe acrescentar que, entre as diretrizes da mesma resolução, recomenda-se que os cardápios do PNAE ofereçam uma variedade de alimentos ao longo da semana, conforme o número de refeições servidas:
- Para cardápios que fornecem uma refeição por dia ou atendem a 20% das necessidades nutricionais diárias, é sugerido um mínimo de 10 alimentos *in natura* ou minimamente processados por semana.
- Para cardápios que fornecem duas refeições por dia ou atendem a 30% das necessidades nutricionais diárias, é sugerido um mínimo de 14 alimentos *in natura* ou minimamente processados por semana.
- Para cardápios que fornecem três ou mais refeições por dia ou atendem a 70% das necessidades nutricionais diárias, é sugerido um

mínimo de 23 alimentos *in natura* ou minimamente processados por semana.

Vale destacar, por fim, que, em caráter complementar, é recomendado que os municípios adquiram anualmente, no mínimo, 50 diferentes tipos de alimentos *in natura* ou minimamente processados (Brasil, 2020a).

5.1.2 Critérios de compra de alimentos pelo Programa Nacional de Alimentação Escolar

Conforme vimos, o PNAE tem como prioridade fornecer alimentos naturais e minimamente processados aos alunos participantes do programa. No entanto, essa não foi sempre a prática adotada. Inicialmente, o programa era inteiramente administrado pelo governo federal, o que resultava na aquisição de alimentos em nível nacional, sem considerar as especificidades culturais locais e a aceitação dos alunos, impossibilitando também o fornecimento de alimentos frescos nas escolas.

Durante a década de 1970, houve um aumento significativo no número de empresas fornecedoras de alimentos industrializados, como sopas, cremes e mingaus, para uso na alimentação escolar. Somente em 1994 houve uma descentralização na administração da alimentação escolar, com o governo repassando recursos financeiros para os estados e municípios, que passaram a ser responsáveis pela compra dos alimentos. O marco mais significativo em termos de oferta de alimentos frescos ocorreu com a promulgação da Lei n. 11.947/2009, que estabelece:

> Art. 14. Do total dos recursos financeiros repassados pelo FNDE, no âmbito do PNAE, no mínimo 30% (trinta por cento) deverão ser utilizados na aquisição de gêneros alimentícios diretamente da agricultura familiar e do empreendedor familiar rural ou de suas organizações, priorizando-se os assentamentos da reforma agrária, as comunidades tradicionais indígenas, as comunidades quilombolas e os grupos formais e informais de mulheres. (Brasil, 2009)

Assim, os estados e os municípios precisaram ajustar suas compras para assegurar que a alimentação escolar incluísse, entre os alimentos oferecidos, aqueles cultivados localmente, aproximando, assim, os produtores familiares dos centros de consumo. Essa iniciativa não apenas garante produtos mais frescos, diversos e de melhor qualidade para os alunos, como também proporciona uma fonte de renda mais estável para os produtores rurais, contribuindo para a redução do êxodo rural e impulsionando a economia local. Além disso, há a preferência pela aquisição de alimentos orgânicos ou agroecológicos, o que fortalece e promove essas práticas agrícolas sustentáveis. Por fim, ao optar por produtos locais e de pequenos produtores comprometidos com a preservação ambiental e que evitam a monocultura, garante-se uma produção de alimentos mais sustentável.

Outra característica essencial do PNAE – conforme a Lei n. 12.982, de 28 de maio de 2014 (Brasil, 2014a), que inseriu o parágrafo 2º no art. 12 da Lei n. 11.947/2009 – é o atendimento aos alunos com necessidades alimentares específicas, como doença celíaca, diabetes, hipertensão, anemias, alergias e intolerâncias alimentares, entre outras. Nesse contexto, os nutricionistas têm a responsabilidade de assegurar que esses alunos recebam uma alimentação escolar especializada, baseada em orientações médicas e nutricionais, além de considerar avaliações nutricionais e demandas específicas.

No planejamento dietético, o nutricionista deve garantir uma alimentação escolar inclusiva para os alunos com necessidades especiais. Isso significa que os cardápios adaptados devem ser similares aos cardápios regulares, de modo a evitar a exclusão desses alunos durante as refeições. Além de elaborar cardápios adequados, o nutricionista deve supervisionar a implementação e assegurar sua aceitação pelos alunos em questão.

5.2 Programa de Alimentação do Trabalhador

O Programa de Alimentação do Trabalhador (PAT) é uma iniciativa governamental de caráter voluntário que tem como objetivo primordial aprimorar a qualidade nutricional dos trabalhadores. Sua missão central é promover a saúde dos colaboradores e prevenir doenças ocupacionais por meio da concessão de incentivos fiscais.

Instituído pela Lei n. 6.321, em 14 de abril de 1976 (Brasil, 1976), o PAT foi regulamentado pelo Decreto n. 10.854, de 10 de novembro de 2021 (Brasil, 2021), substituindo o Decreto n. 5, de 14 de janeiro de 1991 (Brasil, 1991). Para orientar e detalhar a execução do programa, foram estabelecidas diretrizes por meio da Portaria n. 672, de 11 de novembro de 2021, e da Instrução Normativa n. 2, de 8 de novembro de 2021, ambas do Ministério do Trabalho e Previdência (MTP).

O objetivo do PAT é aprimorar a condição nutricional dos colaboradores, promovendo, assim, sua saúde e prevenindo doenças ocupacionais. Essa iniciativa pode ser interpretada tanto como uma medida de promoção da saúde quanto como uma garantia de fornecimento de energia adequada, redução do índice de faltas, aumento da produtividade e diminuição da rotatividade de funcionários nas empresas (Brasil, 1976).

O empregador também dispõe de vantagens ao participar do programa, uma vez que tem o benefício pago aos funcionários isento de encargos sociais, tais como a contribuição para o Fundo de Garantia do Tempo de Serviço (FGTS) e a contribuição previdenciária. Além disso, aqueles que optam pela tributação com base no lucro real podem deduzir parte das despesas com o PAT do Imposto sobre a Renda.

É importante ressaltar que, conforme estipulado pelo art. 457, parágrafo 2º, da Consolidação das Leis do Trabalho (CLT) – Decreto-Lei n. 5.452, de 1º de maio de 1943 (Brasil, 1943) –, qualquer empregador pode oferecer auxílio-alimentação aos seus funcionários, desde que não seja concedido em forma de dinheiro, e essa parcela não será considerada como parte do salário para fins legais. Essa disposição é válida independentemente de o empregador estar inscrito no PAT.

As empresas que participam do PAT têm flexibilidade quanto à gestão das refeições dos funcionários. Elas podem optar por manter um serviço próprio, encarregando-se da aquisição dos insumos e da preparação e distribuição das refeições ou cestas de alimentos. Outra opção é estabelecer convênios com entidades especializadas em alimentação coletiva, as quais podem administrar a cozinha da empresa ou fornecer refeições de uma cozinha central própria, entregando-as no local de trabalho. Alternativamente, as empresas podem contratar serviços de alimentação coletiva, permitindo que os funcionários utilizem vale-alimentação ou vale-refeição. Nesse caso, o trabalhador pode contribuir com até 20% do valor da refeição.

Qualquer empresa legalmente registrada no Cadastro Nacional da Pessoa Jurídica (CNPJ) pode aderir ao PAT, sem exigência de um número mínimo de funcionários. No entanto, é obrigatório designar um responsável técnico pelo programa, o qual deve ser um nutricionista devidamente licenciado pelo Conselho Regional de Nutrição (CRN). Se a empresa optar por gerenciar seu próprio serviço de alimentação, é necessário contar com um nutricionista em sua equipe. No caso de convênios com fornecedores ou prestadores de serviços de alimentação coletiva, a responsabilidade pela contratação do profissional recai sobre essas entidades.

O nutricionista que trabalha com o PAT deve estar registrado no programa por meio de formulários eletrônicos disponíveis no Ministério do Trabalho, órgão ao qual o PAT está subordinado. Esse profissional é encarregado do planejamento dietético, da garantia da qualidade das refeições oferecidas e da supervisão das atividades de educação alimentar e nutricional destinadas aos funcionários atendidos pelo programa.

5.2.1 Elaboração de cardápios para o Programa de Alimentação do Trabalhador

É responsabilidade das empresas participantes do PAT assegurar tanto a qualidade quanto a quantidade adequada da alimentação oferecida aos trabalhadores, sendo o nutricionista o encarregado do planejamento dietético. Um dos principais aspectos ao trabalhar com o PAT é seguir as orientações nutricionais previamente estabelecidas pelo programa, conforme detalhado na Tabela 5.1, a seguir. Garantir uma oferta alimentar equilibrada é essencial para a manutenção da saúde; por conseguinte, o nutricionista deve calcular cuidadosamente a quantidade de alimentos por pessoa, a fim de obter uma composição nutricional alinhada com as porções efetivamente consumidas pelos trabalhadores.

Tabela 5.1 – Referência de valores diários do PAT

Nutrientes	Valores diários
Valor energético total	2000 calorias
Carboidrato	55-75%
Proteína	10-15%
Gordura total	15-30%
Gordura saturada	< 10%
Fibra	> 25 g
Sódio	≤ 2400 mg

Fonte: Brasil, 2006b.

Estudos na literatura já apontaram o problema do excesso de calorias nas refeições oferecidas por empresas participantes do PAT, correlacionando-o com o aumento das taxas de sobrepeso e obesidade entre os trabalhadores. Nesse contexto, o papel do nutricionista no planejamento dietético adequado é de suma importância para que o programa não perca sua essência como promotor da saúde e não se restrinja apenas a um incentivo fiscal para as empresas.

Embora os trabalhadores tenham responsabilidade na escolha e na quantidade dos alimentos consumidos, o programa também tem o dever de fornecer educação alimentar e nutricional aos seus beneficiários.

Com base nos critérios nutricionais estabelecidos, determina-se quais refeições serão disponibilizadas pela UAN, visando distribuir o valor energético total (VET) entre elas. O PAT recomenda que entre 30% e 40% do VET seja destinado às refeições principais (almoço, jantar e ceia) e entre 15% e 20%, às refeições menores (desjejum e lanches). Portanto, as refeições devem obedecer à composição nutricional especificada na Tabela 5.2, a seguir. Quando necessário, é permitido um acréscimo de até 20% no VET, por exemplo, em ambientes de trabalho que exijam grande esforço físico por parte dos trabalhadores (Brasil, 1999).

Tabela 5.2 – Recomendações nutricionais por refeição do PAT

Refeição	Carboidratos (%)	Proteínas (%)	Gorduras totais (%)	Gorduras saturadas (%)	Fibras (g)	Sódio (mg)
Desjejum/lanche	60	15	25	< 10	4-5	360-480
Almoço/jantar/ceia	60	15	25	< 10	7-10	720-960

Fonte: Brasil, 2006b.

Importante ressaltar que o PAT estabelece que o percentual proteico-calórico (NdPCal%) nas refeições oferecidas deve se situar entre 6% e 10%. O NdPCal% representa a proporção entre o valor energético e o teor de proteína líquida de um cardápio, sendo empregado para avaliar qualitativamente a quantidade de proteínas presente no planejamento dietético (Brasil, 2006b).

> **Para saber mais**
> Recomendamos a *Cartilha para Conselheiros do Programa Nacional de Alimentação Escolar* (PNAE), publicada em 2017 e divulgada pelo Tribunal de Contas da União (TCU). Essa cartilha é uma ferramenta valiosa para os conselheiros do PNAE, oferecendo uma visão abrangente sobre o funcionamento do programa e a importância do controle social. A cartilha fornece orientações detalhadas sobre o papel dos conselheiros, a importância do controle social e as melhores práticas para o processo de prestação

> de contas. Além disso, inclui informações sobre o acesso aos sistemas relacionados ao PNAE, o que é essencial para garantir a transparência e a eficiência na gestão dos recursos destinados à alimentação escolar.
>
> BRASIL. Tribunal de Contas da União. Fundo Nacional de Desenvolvimento da Educação. Conselho de Alimentação Escolar. **Cartilha para Conselheiros do Programa Nacional de Alimentação Escolar (PNAE)**. Brasília, 2017. Disponível em: <https://portal.tcu.gov.br/data/files/46/B3/C4/E8/604CF610F5680BF6F18818A8/Cartilha_conselheiros_Programa_Nacional_Alimentacao.pdf>. Acesso em: 8 nov. 2024.

Síntese

Neste capítulo, abordamos dois programas nacionais cruciais para a oferta de refeições: o Programa Nacional de Alimentação Escolar (PNAE) e o Programa de Alimentação do Trabalhador (PAT). Ambos os programas exigem a presença de um nutricionista como responsável técnico, cuja principal função é o planejamento dietético dos cardápios destinados a coletividades.

O planejamento dietético no contexto do PNAE e do PAT deve considerar uma série de fatores relevantes, tais como as necessidades nutricionais específicas de cada grupo e os parâmetros qualitativos e quantitativos estabelecidos pela legislação de cada programa. Enquanto o PNAE foca a alimentação escolar, com uma ênfase especial na formação de hábitos alimentares e no desenvolvimento saudável dos estudantes, o PAT prioriza a promoção da saúde e a prevenção de problemas como o sobrepeso e a obesidade entre os trabalhadores adultos.

A principal diferença entre os dois programas reside nos parâmetros estabelecidos para cada um e na especificidade das necessidades de seus públicos-alvo. Para o PNAE, é fundamental que o nutricionista atente para as fases críticas do desenvolvimento dos estudantes, garantindo uma alimentação que suporte o crescimento e a formação de hábitos saudáveis. Em contraste, no PAT, o foco é a manutenção da saúde e a educação alimentar contínua, com vistas à prevenção de condições como a obesidade e à promoção da saúde geral dos trabalhadores.

Tendo isso em vista, é essencial que o nutricionista não apenas conheça profundamente as diretrizes e os regulamentos dos programas, mas também compreenda as necessidades específicas da população que atende. Como o planejamento dietético pode impactar diretamente a saúde e o bem-estar dos beneficiários, o nutricionista deve refletir sobre como as escolhas alimentares e as práticas educacionais podem ser ajustadas para atender eficazmente às demandas de cada grupo.

Questões para revisão

1. O Programa Nacional de Alimentação Escolar (PNAE) é o programa com maior longevidade no país no campo da alimentação e nutrição, além de ser considerado um dos mais abrangentes programas de alimentação escolar do mundo. A respeito desse tema, assinale a alternativa correta:
    a) O café é uma bebida que pode figurar nos cardápios para todas as idades, visto que o café com leite faz parte dos hábitos alimentares e culturais de diversas populações no Brasil.
    b) O nutricionista deve ofertar uma quantidade de alimentos processados e ultraprocessados superior a outras faixas alimentares, uma vez que há uma preferência na fase escolar por esses alimentos.
    c) Os cardápios devem respeitar apenas os parâmetros nutricionais, independentemente dos hábitos alimentares e da cultura alimentar da clientela atendida.
    d) É obrigatório que os cardápios contemplem a oferta de, no mínimo, 3 porções de frutas e hortaliças por semana, o que corresponde a 200 g/aluno/semana, não sendo considerados porções de fruta os sucos ou outras bebidas à base de frutas.

e) Não há a limitação da oferta de doces e/ou preparações doces por semana, sendo que cada porção deve ofertar, no mínimo, 110 Kcal/porção.

2. O PAT é um programa governamental criado pela Lei n. 6.321, de 14 de abril de 1976, mas regulamentado 15 anos depois, por meio do Decreto n. 5, de 14 de janeiro de 1991. O objetivo do programa é estimular o empregador a ofertar alimentação nutricionalmente adequada aos trabalhadores. Acerca das recomendações nutricionais do programa, assinale a alternativa **incorreta**:
   a) A recomendação de energia para refeições principais é de 300-400 kcal por refeição.
   b) O PAT preconiza que o percentual proteico-calórico (NdPCal%) seja de, no mínimo, 6% e, no máximo, 10% em todas as refeições ofertadas.
   c) A recomendação de sódio para refeições menores é de 360-480 mg por refeição.
   d) Recomenda-se a oferta de 30% a 40% do valor energético total (VET) em refeições principais (almoço, jantar e ceia).
   e) Recomenda-se a oferta 15% a 20% do valor energético total (VET) em refeições menores (desjejum e lanches).

3. Qual é o objetivo do Programa Nacional de Alimentação Escolar (PNAE)?
   a) Contribuir para o crescimento e o desenvolvimento biopsicossocial, a aprendizagem, o rendimento escolar e a formação de práticas alimentares saudáveis dos alunos.
   b) Limita-se à oferta de alimentos a alunos durante o período escolar.
   c) Trata-se de uma política que foca apenas o direito humano à alimentação adequada.
   d) Objetiva apenas formar bons hábitos alimentares.
   e) O PNAE tem o único objetivo de promover a agricultura familiar.

4. O Programa Nacional de Alimentação Escolar (PNAE) visa promover a segurança alimentar e nutricional dos estudantes da rede pública de ensino e contribuir para o seu desenvolvimento saudável e o bom desempenho escolar. Discuta as principais diretrizes e objetivos do PNAE e analise como o planejamento dietético, realizado por nutricionistas, pode impactar a formação de hábitos alimentares saudáveis entre os estudantes. Considere os desafios que podem surgir na implementação do programa e como os nutricionistas podem superá-los para garantir a eficácia do PNAE.
5. O Programa de Alimentação do Trabalhador (PAT) é projetado para melhorar a saúde e a qualidade de vida dos trabalhadores, oferecendo subsídios para a alimentação nas empresas. Analise como o planejamento dietético no âmbito do PAT pode contribuir para a prevenção de doenças relacionadas à alimentação e para o aumento da produtividade no ambiente de trabalho. Discuta também a importância das atividades de educação alimentar e nutricional no contexto do PAT e a forma como podem ser integradas para maximizar os benefícios do programa para os trabalhadores.

Questão para reflexão

1. O Programa Nacional de Alimentação Escolar (PNAE) e o Programa de Alimentação do Trabalhador (PAT) têm objetivos distintos, mas ambos visam promover a saúde e o bem-estar de seus beneficiários. Refletindo sobre as diferenças e as semelhanças entre esses dois programas, considere como a abordagem de planejamento dietético deve ser ajustada para atender às necessidades específicas de cada público-alvo. Nesse sentido, como o planejamento dietético para estudantes pode diferir daquele para trabalhadores adultos em termos de nutrientes necessários e padrões alimentares? Quais são as principais considerações ao se adaptarem as estratégias nutricionais para esses dois grupos distintos?

Capítulo 6
Situações especiais

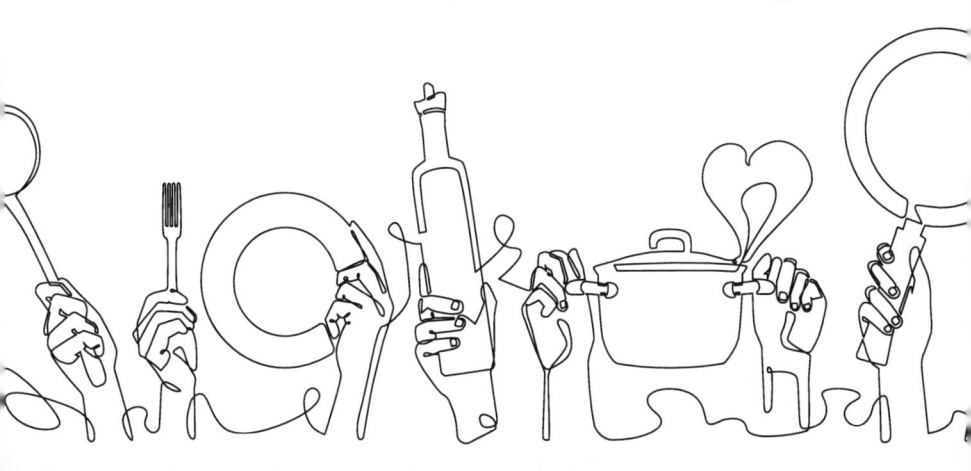

Conteúdos do capítulo
- Planejamento alimentar para vegetarianos.
- Planejamento alimentar para diabéticos.
- Planejamento alimentar para pessoas com obesidade e sobrepeso.
- Planejamento alimentar para alérgicos e intolerantes.
- Planejamento alimentar para distúrbios alimentares.

Após o estudo deste capítulo, você será capaz de:
1. desenvolver planos alimentares personalizados, criando estratégias alimentares adequadas para diferentes condições e necessidades específicas, como vegetarianismo, diabetes, obesidade, alergias, intolerâncias e distúrbios alimentares;
2. garantir uma nutrição balanceada, assegurando que os planos alimentares ofereçam todos os nutrientes essenciais para a saúde e o bem-estar dos indivíduos e respeitando suas condições e preferências alimentares;
3. implementar práticas adaptativas adaptando técnicas de planejamento alimentar que considerem as limitações e as necessidades especiais dos clientes, de modo a promover a adesão ao plano alimentar e a melhoria da qualidade de vida.

Quando falamos sobre a elaboração de cardápios, não podemos deixar de considerar as exceções, isto é, aqueles casos que fogem do comum, em que as pessoas apresentam necessidades alimentares específicas. Estamos nos referindo a um universo no qual a variedade é a norma, e é provável que, em algum momento, você se depare com demandas extremamente particulares, o que exige um aprofundamento dos estudos na área. Com o aumento das diferentes patologias relacionadas à alimentação, esse cenário se torna ainda mais complexo e desafiador.

Por isso, abordaremos diferentes casos, que incluem os vegetarianos, explorando os diferentes tipos de vegetarianismo e desvendando o significado do termo *vegano*; questões como diabetes, descrevendo como planejar refeições para esse público e quais macronutrientes merecem atenção especial; aqueles que lidam com a obesidade e o sobrepeso; e aqueles que têm alergias e intolerâncias alimentares.

Trataremos também dos distúrbios alimentares, uma realidade lamentavelmente comum, que requer uma abordagem sensível e cuidadosa na elaboração de cardápios. O desafio é grande, porém, com conhecimento e dedicação, é possível oferecer opções alimentares que atendam às necessidades de todos.

6.1 Planejamento alimentar para vegetarianos

Nos últimos anos, tem ocorrido um crescimento notável do interesse pelas dietas vegetarianas. Dados mais recentes, referentes a 2022, indicam que aproximadamente 14% da população brasileira se declara vegetariana (SVB, 2022). Esse aumento é perceptível no mercado consumidor, em que a variedade de produtos vegetarianos e veganos disponíveis tem se expandido consideravelmente. Consequentemente, há uma demanda crescente pela intervenção do nutricionista nesse segmento (Slywitch, 2018; SVB, 2012).

O vegetarianismo, um padrão alimentar que exclui carnes em geral, peixes e frutos do mar, atrai muitos indivíduos, os quais podem se sentir inseguros quanto à adequação nutricional ao adotarem essa dieta. É fundamental que os nutricionistas estejam preparados para acolher e orientar esses clientes de maneira apropriada. Existem diversas vertentes do vegetarianismo, cada uma com suas características específicas:

- **Ovolactovegetarianismo**: exclui carne, mas inclui ovos, leite e laticínios.
- **Lactovegetarianismo**: exclui carne, mas inclui leite e laticínios.
- **Ovovegetarianismo**: exclui carne, mas inclui ovos.
- **Vegetarianismo estrito**: exclui todos os produtos de origem animal.
- **Alimentação vegana**: exclui todos os produtos e insumos de origem animal, incluindo aqueles testados em animais.
- **Alimentação *plant-based***: é 100% vegetal e prioriza alimentos naturais e íntegros, evitando alimentos refinados e processados.
- **Flexitarianismo**: propõe a redução do consumo de alimentos de origem animal, priorizando vegetais na dieta. Pode ser praticado de diversas maneiras, como adotar a "segunda sem carne", fazer refeições sem carne em alguns dias da semana ou substituir produtos de origem animal por alternativas vegetais.

Já o veganismo representa um compromisso em evitar, na medida do possível e do praticável, qualquer forma de exploração e crueldade contra os animais, seja na alimentação, seja no vestuário, seja em qualquer aspecto do consumo humano.

Além disso, é fundamental estar atento a ingredientes que podem confundir vegetarianos, como (Slywitch, 2018):

- **Colágeno ou gelatina**: derivados de animais e não adequados para vegetarianos.
- **Manteiga *ghee***: derivada de leite de vaca e, portanto, de origem animal.
- **Corante natural vermelho cochonilha (carmim)**: feito a partir de insetos e incompatível com dietas vegetarianas e veganas.
- **Mel**: de origem animal, não adequado para dietas veganas.

A adesão a qualquer modalidade de dieta vegetariana pode acarretar a redução do consumo de certos nutrientes, e o planejamento dietético cuidadoso se torna uma estratégia valiosa para prevenir deficiências. No vegetarianismo, é preciso considerar a biodisponibilidade dos nutrientes, indo além dos simples valores nutricionais listados em tabelas de composição de alimentos, especialmente para proteínas, ferro, cálcio, zinco e selênio. Dietas vegetarianas desequilibradas ou excessivamente restritivas podem prejudicar a saúde do indivíduo. No entanto, quando bem planejadas, essas dietas oferecem benefícios à saúde, incluindo a redução do risco de doenças associadas ao estilo de vida, como diabetes tipo 2, hiperlipidemia, doenças cardiovasculares e câncer. É importante destacar que dietas vegetarianas bem equilibradas são seguras em todas as fases da vida (Slywitch, 2018).

Com relação aos macronutrientes, não existem prescrições específicas, e sim recomendações gerais, como mencionado anteriormente. Contudo, há certos alimentos essenciais que devem fazer parte do prato de um vegetariano. Tanto vegetarianos quanto não vegetarianos devem se familiarizar com os grupos de alimentos e aprender a combiná-los para obter os nutrientes de forma mais eficaz. Os grupos alimentares podem ser divididos da seguinte maneira (Slywitch, 2018):

- **Cereais**: arroz, trigo, centeio, milho, aveia, quinoa, amaranto e seus derivados, como pães, tortas, massas e macarrão.
- **Leguminosas**: incluindo todas as variedades de feijões, grão-de-bico, soja e seus produtos derivados, como tofu, missô, *tempeh*, lentilhas, ervilhas, favas e similares.
- **Oleaginosas**: nozes, amêndoas, castanhas, pistache, macadâmia e diversas sementes, como girassol, abóbora, gergelim e linhaça.
- **Amiláceos**: inhame, batata, cará, mandioca, batata-doce, entre outros.
- **Legumes**: abobrinha, chuchu, pimentão, berinjela, cogumelos, entre outros.

- **Verduras:** couve, rúcula, agrião, brócolis, mostarda, alface, taioba, algas, entre outras variedades.
- **Frutas:** caqui, banana, manga, maçã, pera, figo, uva, melancia, entre outras.
- **Óleos:** azeite de oliva e óleos de soja, girassol, linhaça, entre outros.

É fundamental que, além do prato principal, haja a inclusão de frutas diariamente na alimentação. Se ainda houver consumo de laticínios e ovos, é possível considerá-los como parte do grupo das leguminosas, uma vez que também são fontes de proteína. Entretanto, em razão de seu alto teor de gordura saturada, é aconselhável reduzir a quantidade desses alimentos, dando preferência às leguminosas em si. Quanto aos óleos, podem ser utilizados no tempero das saladas ou no preparo dos pratos, agregando sabor e nutrientes à refeição. Essa orientação visa promover uma dieta equilibrada, variada e nutritiva, atendendo às necessidades nutricionais do indivíduo. A seguir, apresentamos uma imagem do prato ideal do vegetariano (Slywitch, 2018).

Figura 6.1 – Prato ideal do vegetariano

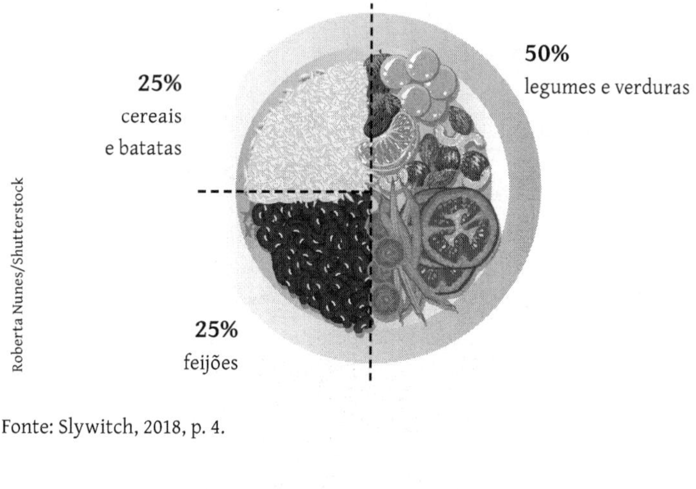

Fonte: Slywitch, 2018, p. 4.

Quando consideramos os micronutrientes, devemos direcionar nossa atenção para alguns em particular, com destaque para a vitamina B12.

Essa vitamina é essencial para os vegetarianos, pois é o único nutriente que talvez necessitem complementar, mesmo mantendo uma alimentação bem planejada, visto que a vitamina B12 é encontrada em quantidade significativa apenas em alimentos de origem animal. Vale ressaltar que produtos como leite, queijos e ovos são fontes dessa vitamina em razão de sua origem animal. Embora, teoricamente, quem consome esses produtos regularmente não precise de complementação, na prática, isso nem sempre acontece, pois, mesmo com uma ingestão elevada de B12, pode ocorrer deficiência.

Estudos como os de Pawlak et al. (2013) e Gibbs e Cappuccio (2024) indicam que aproximadamente 50% dos vegetarianos sofrem com a deficiência dessa vitamina. No entanto, é importante destacar que essa deficiência não depende apenas da ingestão de B12, mas também de como o corpo a utiliza e recicla. Pesquisas revelam que a deficiência de B12 é um problema não apenas entre os vegetarianos, sendo prevalente também na população não vegetariana em todo o mundo, afetando cerca de 40% da população na América Latina. Dessa forma, a recomendação é a que consta na tabela a seguir.

Tabela 6.1 – Recomendação de ingestão diária de vitamina B12

Idade	Ingestão diária
0 a 6 meses	0,4 mcg
7 a 12 meses	0,5 mcg
1 a 3 anos	0,9 mcg
4 a 8 anos	1,2 mcg
9 a 13 anos	1,8 mcg
> 14 anos	2,4 mcg
Gestação	2,6 mcg
Amamentação	2,8 mcg

Diante desse cenário, é preciso manter um acompanhamento dos níveis de vitamina B12 no sangue e estar atento aos primeiros sinais de sintomas neurológicos, como formigamento nas pernas, perda da sensação de vibração, bem como redução da concentração, da memória e da atenção. Em estágios mais avançados, sintomas como torpor mental e até mesmo coma podem se manifestar. Além disso, algumas pessoas podem experimentar dores articulares, distúrbios de sono e sintomas psiquiátricos, incluindo depressão e transtorno obsessivo-compulsivo (TOC), entre outros. Sintomas hematológicos, como anemia, geralmente se manifestam em estágios mais tardios. É essencial buscar orientação médica para avaliar a necessidade de suplementação adequada.

Dietas vegetarianas podem conter níveis mais baixos de ferro, uma vez que as carnes representam as principais fontes de ferro heme, que é mais facilmente absorvido pelo organismo. Todavia, uma variedade de alimentos vegetais presentes nessas dietas oferece ferro não heme, cuja absorção depende de vários fatores, incluindo a composição das refeições e as reservas de ferro do indivíduo.

Para melhorar a absorção do ferro não heme encontrado nos vegetais e prevenir possíveis deficiências de ferro, é recomendável incluir alimentos que estimulem essa absorção, como aqueles ricos em vitamina C. Especial atenção deve ser dada às mulheres em idade fértil, que necessitam de um maior aporte de ferro na dieta.

6.2 Planejamento dietético para diabéticos

O diabetes é uma condição provocada pela produção insuficiente ou má absorção de insulina, o hormônio responsável por regular os níveis de glicose no sangue e fornecer energia ao organismo. Quando desregulado, o diabetes pode resultar em níveis elevados de glicemia, o que, por sua vez, pode desencadear complicações graves no coração, nas artérias, nos olhos, nos rins e nos nervos, podendo até mesmo levar à morte.

Segundo dados da Sociedade Brasileira de Diabetes (SBD), mais de 13 milhões de pessoas no Brasil vivem com essa condição, o que representa cerca de 6,9% da população do país (Brasil, 2024b). A prevenção do diabetes é possível por meio de práticas saudáveis, como a prática regular de exercícios físicos, uma alimentação balanceada e a abstenção do consumo de álcool, tabaco e outras substâncias nocivas. Esses hábitos saudáveis reduzem o risco não só de diabetes como também de outras doenças crônicas, incluindo o câncer.

Existem diferentes tipos de diabetes, cada um com características específicas. O diabetes tipo 1, por exemplo, é uma doença crônica e hereditária que afeta entre 5% e 10% dos diabéticos no Brasil e se manifesta antes dos 30 anos; nesse caso, o sistema imunológico ataca as células beta do pâncreas, responsáveis pela produção de insulina. Já o diabetes tipo 2, que representa cerca de 90% dos casos, ocorre quando o organismo não aproveita de forma adequada a insulina produzida, o que está diretamente relacionado ao sobrepeso, ao sedentarismo e a hábitos alimentares inadequados. O diabetes gestacional é uma condição temporária que afeta algumas gestantes, aumentando o risco de complicações durante a gravidez e o parto (Brasil, 2024b).

Os sintomas do diabetes variam de acordo com o tipo da doença, incluindo fome e sede excessiva, vontade frequente de urinar, perda de peso, fraqueza, fadiga, mudanças de humor, náusea, vômito, formigamento nas extremidades, infecções frequentes e feridas de cicatrização lenta (Brasil, 2024b).

Além dos fatores genéticos, da ausência de hábitos saudáveis e do diagnóstico de pré-diabetes, outros fatores de risco podem contribuir para o desenvolvimento do diabetes, como pressão alta, colesterol elevado, sobrepeso, histórico familiar da doença, doenças renais crônicas, diabetes gestacional, síndrome dos ovários policísticos, distúrbios psiquiátricos, apneia do sono e uso de certos medicamentos (Brasil, 2024b).

Portanto, é fundamental estar atento aos sinais do diabetes e colocar em prática medidas preventivas, como a adoção de um estilo de vida saudável e o acompanhamento médico regular, para reduzir o risco de complicações e melhorar a qualidade de vida.

Uma das estratégias frequentemente adotadas no tratamento do diabetes, especialmente do tipo 1, é a contagem de carboidratos. Nesse sentido, antes de nos aprofundarmos nessa estratégia, devemos reiterar alguns conceitos fundamentais. Em primeiro lugar, é preciso compreender os efeitos dos alimentos sobre os níveis de glicose no sangue, uma vez que os carboidratos são os nutrientes que mais impactam esses níveis. No entanto, é essencial ressaltar que os valores de proteína, que variam entre 35% e 60%, também exercem influência, assim como a gordura, que em torno de 10% também pode afetar os níveis de glicose.

Na diabetes tipo 2, a estratégia primária é a contagem de carboidratos, pois o tratamento para esse tipo de diabetes geralmente envolve o uso de medicamentos orais ou injetáveis, atividade física e cuidados com a alimentação. Quando o paciente está sob medicação oral e fazendo ajustes em outros aspectos de seu estilo de vida, ele pode controlar facilmente os níveis de glicose. Porém, essa estratégia é valiosa para a educação alimentar do paciente, pois ele aprende a fazer substituições adequadas em seu dia a dia. Geralmente, considera-se que uma porção de carboidratos equivale a 15 gramas. Na figura a seguir, podemos ter uma ideia das equivalências entre diferentes alimentos.

Figura 6.2 – Equivalência de carboidratos entre alimentos

Micael Nascimento, New Africa, Katarzyna Hurova e Da-ga/Shutterstock

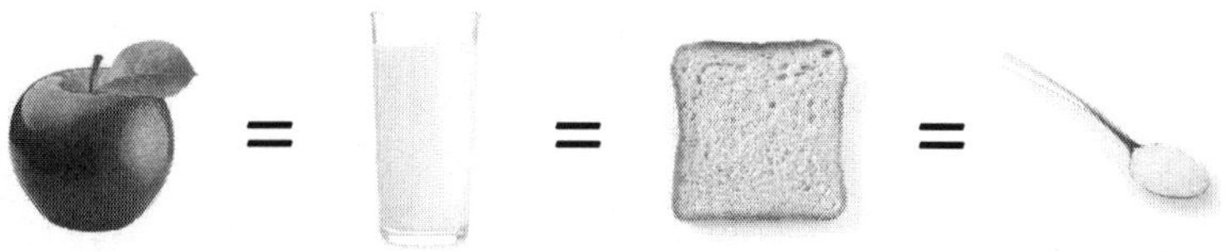

Então, a estratégia é definir com o paciente a necessidade energética dele e, com base nisso, determinar a quantidade em gramas de carboidratos, dividindo-o ao longo das refeições. O segundo passo é pedir ao

paciente que faça um diário alimentar, anotando a quantidade e o alimento consumido ao longo do dia, bem como a prática de exercício físico.

É importante também medir a glicemia antes de cada refeição e duas horas depois de iniciá-las, a fim de verificar qual é o efeito dos alimentos e se a medicação está correta para a taxa glicêmica.

As proteínas devem ficar em torno de 15% a 20% e as gorduras em torno de 35%. É necessário atentar para o fato de que o alto consumo desses dois macronutrientes, apesar de não afetar inicialmente a glicemia, pode, sim, alterar a glicose e causar o que chamamos de *hiperglicemia tardia*, que ocorre após duas horas da ingestão da refeição, razão pela qual é fundamental ficar atento às quantias ingeridas.

Para os pacientes que necessitam utilizar insulina, a regra estabelecida é que 15 gramas de carboidratos correspondem a uma porção e, para cobrir essa quantidade de carboidratos, é necessário administrar 1 unidade (UI) de insulina. Portanto, quando a refeição contém 45 gramas de carboidratos, é preciso aplicar 3 UI de insulina para permitir a absorção desse carboidrato pelo organismo.

Independentemente do tipo de diabetes, é fundamental para o nutricionista compreender a importância de incluir fibras nas refeições sempre que possível. Portanto, alimentos integrais são altamente recomendados, pois ajudam a evitar picos nos níveis de glicose no sangue. Refeições balanceadas, que contenham proteínas e gorduras, devem ser priorizadas, e é vantajoso começar a refeição pela fonte de fibras, como verduras e legumes. Um prato ideal para indivíduos diabéticos seria composto por 50% de legumes e verduras, 25% de carboidratos, 12,5% de proteínas e 12,5% de grãos.

6.3 Planejamento para pessoas com obesidade e sobrepeso

Para compreender a obesidade e o sobrepeso, é essencial entender como esse diagnóstico é feito. Desde os anos 1970, o Índice de Massa Corporal (IMC) tem sido amplamente utilizado como a principal medida para classificar a obesidade, após sua adoção pela Organização Mundial da Saúde (OMS). Entretanto, o IMC apresenta algumas limitações. É convencional classificar como **sobrepeso** a condição daqueles que têm um IMC entre 25 e 29,9 kg/m², enquanto a **obesidade** é caracterizada por um IMC igual ou superior a 30 kg/m². Já o termo **excesso de peso** é empregado para descrever um IMC igual ou superior a 25 kg/m², abrangendo tanto o sobrepeso quanto a obesidade. Por outro lado, uma pessoa é considerada **eutrófica** quando seu IMC está entre 18,5 e 24,9 kg/m²; abaixo de 18,5 kg/m², o IMC caracteriza a condição de **baixo peso** (Figura 6.3) (WHO, 2000).

Figura 6.3 – Classificação de acordo com o Índice de Massa Corporal (IMC)

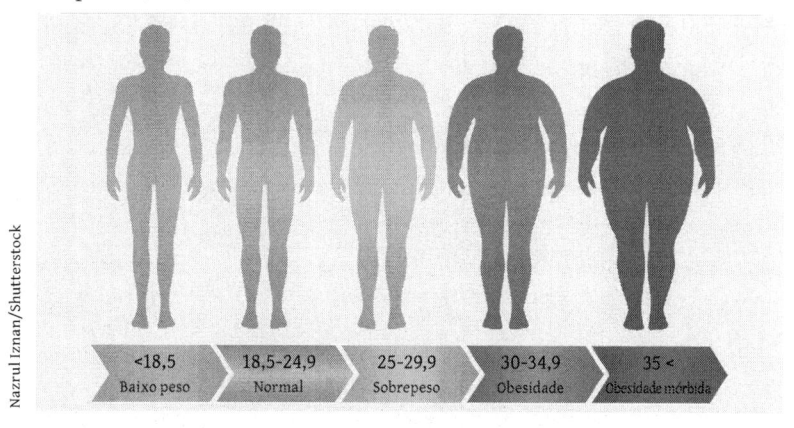

<18,5	18,5-24,9	25-29,9	30-34,9	35 <
Baixo peso	Normal	Sobrepeso	Obesidade	Obesidade mórbida

Nazrul Iznan/Shutterstock

No contexto da obesidade, uma das principais limitações é a ideia equivocada de que o tratamento sério dessa condição deve se concentrar em "normalizar" o IMC, ou seja, fazer com que o IMC de um indivíduo atinja eventualmente um valor abaixo de 25 kg/m². Contudo, essa abordagem não é totalmente precisa. Embora o IMC seja uma ferramenta útil para prever riscos em uma população, ao se analisar um indivíduo específico, podem ser observadas algumas falhas.

Por exemplo, o IMC não leva em consideração a distribuição de gordura no corpo. Portanto, duas pessoas com o mesmo IMC podem ter distribuições de gordura completamente diferentes. Por exemplo, uma pessoa com IMC de 32 kg/m² pode ter uma quantidade significativa de gordura visceral, localizada entre os órgãos abdominais, o que está associado a um maior risco para a saúde. Por outro lado, outra pessoa com o mesmo IMC pode ter predominantemente gordura subcutânea, localizada sob a pele, o que não representa um risco tão elevado para a saúde. Em virtude dessa imprecisão, outras medidas, como a circunferência abdominal, têm sido propostas como alternativas.

Independentemente do método de diagnóstico adotado, é importante considerar os parâmetros bioquímicos, como os marcadores lipídicos, incluindo o colesterol total, o HDL e o LDL, ao planejar estratégias para melhorar esses indicadores e, consequentemente, reduzir o peso corporal. Uma abordagem dietética personalizada, visando criar um déficit calórico de 500 a 1.000 kcal, é fundamental em programas de perda de peso, com o objetivo de alcançar uma diminuição de 0,5 a 1 kg por semana, estabelecendo metas realistas.

Dietas de baixa caloria, com ingestão entre 1.000 e 1.200 kcal por dia, resultam em uma redução média de 8% do peso corporal em três a seis meses, com uma diminuição da gordura abdominal e uma perda média de 4% ao longo de três a cinco anos. Por sua vez, dietas de muito baixas calorias (*very low-calorie diets* – VLCD), com consumo entre 400 e 800 kcal por dia, proporcionam uma perda de peso mais significativa a curto prazo, quando comparadas às dietas de baixas calorias, porém, em um período de um ano, a perda de peso é semelhante. Essas dietas devem ser realizadas apenas em ambientes médicos apropriados e com supervisão rigorosa. Reduzir a quantidade de gordura na dieta, em conjunto com uma dieta hipocalórica, é uma abordagem prática para diminuir a ingestão calórica e promover a perda de peso. Dietas com ingestão de 1.200 a 1.500 kcal por dia para mulheres e 1.500 a 1.800 kcal por dia para homens, independentemente da composição dos macronutrientes, com frequência resultam em perda de peso.

O objetivo da intervenção consiste em aprimorar a saúde do paciente por meio da prevenção ou do tratamento das complicações associadas à perda de peso. Apesar de a redução do peso ser um aspecto importante, o foco do tratamento não deve estar exclusivamente na diminuição da massa corporal. É essencial que a abordagem terapêutica inclua dieta, exercícios físicos e modificações comportamentais. Em casos de insucesso nas tentativas de mudança de estilo de vida ou em pacientes com histórico de fracasso em regimes de dieta e aumento da atividade física, o uso de medicamentos pode ser recomendado, especialmente quando há sobrepeso acompanhado de fatores de risco ou obesidade.

6.4 Planejamento para alérgicos e intolerantes

Embora apresentem sintomas semelhantes e surjam após a ingestão de alimentos, a intolerância alimentar e a alergia alimentar são distúrbios distintos, cada um com causas e abordagens terapêuticas específicas. Ambas podem impactar significativamente a vida das pessoas, muitas vezes exigindo a exclusão de certos alimentos da dieta diária.

A **intolerância alimentar** surge em razão da incapacidade de o organismo digerir determinados alimentos adequadamente. Isso ocorre devido à deficiência ou ausência de enzimas responsáveis por quebrar moléculas maiores em componentes menores, que o corpo pode absorver e processar corretamente. Como resultado, os nutrientes parcialmente absorvidos podem fermentar no intestino, causando sintomas como inchaço abdominal, flatulência, cólicas e, ocasionalmente, diarreia. A gravidade dos sintomas varia conforme a quantidade de alimento ingerida e a tolerância individual. Ainda que incômoda, uma vez identificada, a intolerância alimentar pode ser controlada com ajustes na dieta.

Já a **alergia alimentar** desencadeia uma resposta imunológica imediata ou retardada após a exposição ao alimento alergênico. Os sintomas podem variar desde reações cutâneas, como urticária e inchaço, até problemas gastrointestinais, como diarreia e vômitos. Em casos mais graves, manifestações sistêmicas, como anafilaxia, podem ocorrer, afetando vários órgãos simultaneamente. Além disso, a exposição repetida ao alimento alergênico pode intensificar a reação alérgica em ocasiões subsequentes.

Dessa forma, é fundamental diferenciar intolerância de alergia alimentar para garantir o manejo adequado de cada condição e evitar complicações.

6.4.1 Intolerância à lactose

A lactose é um dissacarídeo presente em produtos lácteos, composto por D-galactose e D-glicose, e sua concentração varia entre diferentes tipos de leite animal. Enquanto no leite materno humano a concentração é de 7,0 mg/100 ml, no leite de vaca varia de 4,7 a 5,0 mg/100 ml. A lactose é sintetizada a partir de glicose e galactose pela ação da lactose sintetase. Para ser absorvida pelo organismo humano, a lactose precisa ser quebrada em glicose e galactose pela lactase-florizina hidrolase, uma enzima presente na mucosa intestinal. A deficiência dessa enzima, resultante de mutações no gene LCT, pode levar à intolerância à lactose (Darma et al., 2024).

Durante a amamentação, a capacidade de digerir lactose é essencial para o crescimento do recém-nascido. A atividade da lactase aumenta progressivamente até o nascimento, e uma deficiência congênita nessa atividade pode ser fatal. Após a digestão, glicose e galactose são absorvidas pelo intestino por meio de transportadores específicos. A glicose é usada como fonte de energia, enquanto a galactose pode ser transformada em glicose ou usada na síntese de lipídios e proteínas (Darma et al., 2024).

A intolerância à lactose ocorre quando há uma deficiência na atividade da lactase, resultando em uma absorção reduzida de lactose no intestino. Isso pode levar a sintomas como aumento da água intestinal em virtude da carga osmótica e da fermentação da lactose pela microbiota colônica, produzindo ácidos graxos de cadeia curta e gases. A gravidade dos sintomas varia entre indivíduos e pode ser influenciada por fatores como a quantidade de lactose ingerida, a composição da microbiota intestinal e o tempo de trânsito intestinal (Darma et al., 2024).

A adaptação da flora intestinal pode permitir que algumas pessoas tolerem pequenas quantidades de lactose, especialmente quando combinada com outros alimentos. No entanto, em casos de intolerância grave, pode ser necessária a restrição de lactose na dieta, com a substituição de produtos lácteos por alternativas sem lactose ou suplementação de cálcio com outras fontes alimentares. Portanto, o diagnóstico precoce e a compreensão dos mecanismos envolvidos na intolerância à lactose são essenciais para o manejo adequado desse distúrbio alimentar.

Para descobrir a intolerância, é realizado o teste de tolerância à lactose. Trata-se de uma técnica que envolve a administração de 50 g de lactose e a subsequente medição da glicose sanguínea em intervalos específicos. Após 30, 60 e 120 minutos da ingestão de lactose, a glicemia é monitorada para avaliar a capacidade do organismo em digerir esse açúcar. A elevação da glicose indica uma absorção adequada de lactose, enquanto a ausência desse aumento sugere uma falta de absorção, caracterizando a intolerância à lactose (Darma et al., 2024).

6.4.2 Alergia ao leite

A alergia à proteína do leite de vaca (APLV) é uma resposta imunológica desencadeada pela presença de determinadas proteínas no leite de vaca. Essas proteínas, como a caseína e as proteínas do soro do leite, podem ser ingeridas diretamente por meio de fórmulas infantis à base de leite ou transferidas para o lactente por meio do leite materno. A alergia ao leite de vaca pode se manifestar de forma mediada por imunoglobulina E (IgE) ou não IgE. É crucial distinguir essa condição da intolerância ao leite de vaca, na qual a resposta adversa não é de natureza imunológica, mas decorrente da deficiência de lactase (Darma et al., 2024).

Os sintomas podem variar de erupções cutâneas pelo corpo, frequentemente acompanhadas de coceira e inchaço dos lábios e dos olhos, até vômitos e diarreia após a ingestão do leite, podendo até mesmo levar à anafilaxia, a forma mais grave de reação alérgica. O tratamento das alergias alimentares, incluindo a APLV, é conduzido pela especialidade de Alergia (Darma et al., 2024).

Como o APLV comumente aparece na primeira infância, existe a questão referente ao leite materno, que é reconhecido como o alimento ideal para lactentes em virtude de sua perfeita adaptação às necessidades nutricionais dos bebês. Recomenda-se sua exclusividade até os 6 meses de idade, podendo ser mantido até os 2 anos ou mais, pois oferece uma gama incomparável de benefícios (Darma et al., 2024).

No caso de suspeita de APLV transmitida pelo leite materno, o aleitamento deve continuar, mas a mãe deve aderir a uma dieta de exclusão, eliminando leite, derivados e alimentos que os contenham, enquanto se investiga o diagnóstico. Ele se aplica quando a criança já foi diagnosticada com APLV e apresenta reações ao consumir leite materno (Darma et al., 2024).

Se os sintomas de alergia às proteínas do leite de vaca surgirem após a introdução de alimentos sólidos, uma avaliação mais detalhada pode ser necessária, e os profissionais de saúde podem indicar a suspensão das proteínas do leite da dieta da criança, enquanto o aleitamento materno continua sem que a mãe precise seguir a mesma restrição alimentar (Darma et al., 2024).

Cabe destacar que seguir uma dieta de restrição pode ser desafiador para a mãe, especialmente se ela está acostumada a consumir laticínios regularmente. É importante encontrar alternativas alimentares adequadas e garantir a ingestão apropriada de nutrientes essenciais.

A suplementação de cálcio pode ser necessária para compensar a redução do consumo de lácteos.

O estímulo ao aleitamento materno deve ser mantido e, se houver dificuldades, profissionais especializados podem oferecer suporte à família. Além disso, é imprescindível que os portadores de APLV evitem consumir leites de outros animais, como cabra, ovelha ou búfala, em razão da similaridade das proteínas presentes nesses leites.

Bebidas vegetais, como leite de arroz, aveia, amêndoas e coco, não devem ser consideradas substitutos adequados para o leite materno, pois são pobres em nutrientes essenciais para o crescimento e o desenvolvimento infantil.

O diagnóstico de alergia alimentar é baseado em quatro pilares (Darma et al., 2024):

1. **História clínica:** deve ser minuciosamente avaliada por um médico experiente.
2. **Exames laboratoriais:** devem ser interpretados com cuidado, já que um resultado positivo para IgE nem sempre indica alergia. Exames que detectam IgG para alimentos não têm relevância clínica na investigação de alergia alimentar.
3. **Dieta de restrição:** consiste em retirar o alimento suspeito, observar a melhora e, em seguida, reintroduzi-lo para confirmar a relação causa-efeito.
4. **Teste de provocação oral:** Esse método estabelece o diagnóstico definitivo. Envolve a administração controlada do alimento sob supervisão médica em doses crescentes para observar a reação do paciente. Deve ser realizado em ambiente apropriado, como uma clínica ou um hospital, nunca em casa, em virtude do risco de reações graves.

6.5 Planejamento nos distúrbios alimentares

Transtornos alimentares são condições psiquiátricas que provocam distúrbios persistentes na alimentação e/ou comportamentos relacionados ao controle do peso corporal. Esses transtornos não apenas prejudicam significativamente a saúde física, mas também causam sérios impactos psicossociais. Geralmente, esses transtornos surgem pela primeira vez na infância e na adolescência. Podemos dividir as alterações no comportamento alimentar nesses períodos em dois grupos distintos. Primeiramente, há os transtornos que surgem precocemente na infância, caracterizados por mudanças na relação da criança com a alimentação. Essas condições não parecem estar relacionadas a uma preocupação excessiva com o peso ou forma corporal, mas podem afetar o desenvolvimento infantil. Incluem o transtorno da alimentação na primeira infância, a picamalácia e o transtorno de ruminação. O segundo grupo de transtornos surge mais tarde e compreende os transtornos alimentares propriamente ditos: anorexia nervosa e bulimia nervosa. Também existe o transtorno da compulsão alimentar periódica (TCAP), uma categoria diagnóstica recentemente identificada (Appolinário; Claudino, 2000).

O transtorno da alimentação na primeira infância é uma condição que causa dificuldade em se alimentar de maneira adequada, resultando em perda de peso ou falha em ganhar peso de forma apropriada, iniciando-se geralmente antes dos 6 anos de idade. Esses sintomas não parecem estar associados a nenhuma condição médica geral, transtorno psiquiátrico específico ou falta de acesso a alimentos. O tratamento visa principalmente melhorar o estado nutricional da criança, com uma abordagem que inclui avaliação dos pais e fatores psicossociais que possam contribuir para o desenvolvimento e a manutenção do problema (Appolinário; Claudino, 2000).

O transtorno chamado de *picamalácia* é caracterizado pela ingestão persistente de substâncias não nutritivas que não são apropriadas para o desenvolvimento infantil nem culturalmente aceitas.

Entre as substâncias mais comumente consumidas estão terra, barro, cabelo, cinzas de cigarro e fezes de animais. Atrasos no desenvolvimento, retardo mental e histórico familiar de pica podem estar associados a essa condição. Complicações clínicas, principalmente relacionadas ao sistema digestivo e a possíveis intoxicações, podem surgir dependendo da substância ingerida (Appolinário; Claudino, 2000).

O transtorno de ruminação envolve episódios repetidos de regurgitação (ou "remastigação") que não podem ser explicados por nenhuma condição médica. As principais complicações médicas incluem desnutrição, perda de peso, desequilíbrio hidroeletrolítico, desidratação e, em casos extremos, até mesmo morte. O tratamento geralmente requer um acompanhamento clínico para lidar com as complicações médicas e uma abordagem comportamental para tratar o transtorno em si (Appolinário; Claudino, 2000).

Transtornos alimentares, como a anorexia nervosa e a bulimia nervosa, são comuns na adolescência e podem persistir ao longo da vida. Embora alterações no apetite e na imagem corporal possam ocorrer em crianças em idade escolar, os quadros típicos desses transtornos são mais raros nessa faixa etária. A anorexia nervosa afeta principalmente mulheres jovens, com uma prevalência variando entre 0,3% e 3,7% ao longo da vida, com picos de incidência aos 14 e 17 anos (Appolinário; Claudino, 2000).

Fatores psicossociais desempenham um papel importante no desenvolvimento desses transtornos alimentares, especialmente a pressão pela magreza que as mulheres enfrentam na sociedade ocidental. Profissões que valorizam a leveza ou a imagem magra, como no caso de ginastas, modelos e bailarinas, correspondem a maior risco de desenvolvimento desses transtornos (Appolinário; Claudino, 2000).

O modelo multifatorial é amplamente aceito para explicar a origem e a manutenção dos transtornos alimentares, envolvendo fatores biológicos, psicológicos e sociais. Na anorexia nervosa, o início geralmente ocorre na infância ou na adolescência, marcado por restrição dietética progressiva, insatisfação com o corpo e medo de ganhar peso. Os pacientes passam a viver em função da dieta e do peso, com perda de peso contínua e práticas alimentares secretas e ritualizadas (Appolinário; Claudino, 2000).

O tratamento inclui intervenções farmacológicas, como o uso de antidepressivos ou ansiolíticos para tratar comorbidades psiquiátricas associadas. Embora não haja um medicamento específico para a anorexia nervosa, evidências sugerem que a fluoxetina pode ajudar na manutenção do peso após a internação. A psicoterapia, incluindo abordagens cognitivo-comportamentais e terapia familiar, é essencial no tratamento desses transtornos (Appolinário; Claudino, 2000).

Outro distúrbio alimentar é a bulimia nervosa. Trata-se de uma condição extremamente rara antes dos 12 anos, afetando sobretudo mulheres jovens e adolescentes, com uma prevalência entre 1,1% e 4,2%. A etiologia da bulimia nervosa está relacionada a diversos fatores biopsicossociais. O episódio de compulsão alimentar, caracterizado por uma ingestão excessiva de alimentos seguida de purgação, é o sintoma principal, surgindo, muitas vezes, durante dietas para perda de peso (Appolinário; Claudino, 2000).

Os episódios de compulsão alimentar geralmente ocorrem em segredo, acompanhados de sentimentos intensos de vergonha, culpa e desejo de autopunição. A purgação, normalmente por meio de vômito autoinduzido, é o método compensatório mais comum, aliviando o desconforto físico e o medo de ganhar peso. Outras estratégias incluem o uso indevido de laxantes, diuréticos, hormônios tireoidianos e enemas, além de jejuns prolongados e exercícios físicos excessivos (Appolinário; Claudino, 2000).

Complicações clínicas, como erosão dentária, inflamação do esôfago, desequilíbrios eletrolíticos e problemas cardiovasculares, são comuns em razão das práticas compensatórias. Assim como na anorexia nervosa, transtornos do humor e de ansiedade são frequentes na bulimia nervosa e, muitas vezes, há comorbidades como transtornos de personalidade e abuso de substâncias (Appolinário; Claudino, 2000).

Diferentemente do que ocorre na anorexia nervosa, as pacientes com bulimia nervosa geralmente conseguem manter o peso dentro da faixa normal, embora algumas possam apresentar peso abaixo ou acima do esperado. O tratamento da bulimia nervosa é conduzido por uma equipe multidisciplinar, e a internação hospitalar é reservada para casos com complicações graves ou riscos à vida. O tratamento ambulatorial envolve psicoterapia cognitivo-comportamental, aconselhamento nutricional e, em alguns casos, uso de medicamentos como a fluoxetina para controlar os episódios de compulsão alimentar (Appolinário; Claudino, 2000).

Para saber mais
Recomendamos a consulta do livro *Alimentação e nutrição vegetariana: aspectos teóricos e práticos* publicado pelo Centro Universitário São Camilo em 2023. Esse material é uma valiosa fonte de informação para profissionais da nutrição e interessados em aprofundar seus conhecimentos sobre a alimentação vegetariana. Com uma abordagem abrangente, a publicação oferece tanto fundamentos teóricos quanto práticas aplicáveis, incluindo receitas vegetarianas adaptáveis para cardápios. O objetivo principal é aprimorar o entendimento sobre as necessidades nutricionais de indivíduos que seguem uma dieta vegetariana e fornecer orientações práticas para a elaboração de cardápios equilibrados e nutritivos.

QUARESMA, M. V. L. S. (Org.). **Alimentação e nutrição vegetariana**: aspectos teóricos e práticos. São Paulo: Centro Universitário São Camilo, 2023. Disponível em: <https://saocamilo-sp.br/_app/views/publicacoes/outraspublicacoes/Alimenta%C3%A7%C3%A3o%20e%20Nutri%C3%A7%C3%A3o%20Vegetariana.pdf>. Acesso em: 10 nov. 2024.

Síntese

Neste capítulo, exploramos diversos tipos de planejamento dietético, que abrangem desde preocupações comuns, como sobrepeso, obesidade e diabetes, até questões mais complexas, como distúrbios alimentares e alergias alimentares. Cada condição exige uma abordagem cuidadosa e personalizada para garantir a eficácia do tratamento.

Para pacientes com sobrepeso e obesidade, o planejamento deve transcender a mera redução calórica. É essencial considerar as preferências alimentares do paciente e suas condições de saúde associadas, implementando mudanças gradativas para promover uma perda de peso sustentável. No caso de diabéticos, a gestão precisa focar o controle rigoroso dos níveis de glicose no sangue. A escolha de alimentos com baixo índice glicêmico e o monitoramento das respostas glicêmicas individuais são aspectos cruciais.

Para pacientes com distúrbios alimentares, como anorexia ou bulimia, o planejamento dietético precisa ser sensível e adaptativo. O objetivo não é apenas a recuperação física, mas também o apoio psicológico. A integração do suporte nutricional com outras formas de terapia pode oferecer um tratamento mais holístico e eficaz, ajudando na recuperação completa do paciente.

No caso de pacientes com alergias e intolerâncias alimentares, a criação de planos dietéticos deve garantir a completa eliminação dos alérgenos, ao mesmo tempo que assegura uma dieta equilibrada e nutritiva. Esse desafio exige atenção especial para evitar comprometer a segurança dos pacientes enquanto se atende às suas necessidades nutricionais. Além disso, a constante atualização dos profissionais é fundamental para oferecer o melhor suporte possível aos pacientes.

Questões para revisão

1. Sobre os transtornos alimentares e comportamentais, assinale a alternativa correta:
   a) O transtorno da alimentação na primeira infância é caracterizado por uma preocupação excessiva com o peso corporal e geralmente surge após os 6 anos de idade.
   b) A picamalácia envolve a ingestão persistente de substâncias não nutritivas, como terra e cinzas de cigarro, e está frequentemente associada a atrasos no desenvolvimento e histórico familiar de pica.
   c) A anorexia nervosa e a bulimia nervosa são exemplos de transtornos alimentares que surgem precocemente na infância e não têm impacto psicossocial significativo.
   d) O transtorno da compulsão alimentar periódica (TCAP) é uma condição que ocorre exclusivamente na idade adulta e não afeta a saúde física.
   e) Transtornos alimentares propriamente ditos, como a picamalácia e o transtorno da alimentação na primeira infância, são frequentemente tratados com uma abordagem psicossocial que não considera fatores nutricionais.

2. Sobre a intolerância à lactose e seu diagnóstico, assinale a alternativa correta:
   a) A intolerância à lactose ocorre em razão de um excesso na atividade da lactase-floretizina hidrolase, resultando em uma absorção excessiva de lactose no intestino.
   b) A concentração de lactose no leite materno humano é maior do que no leite de vaca, o que facilita a digestão da lactose em recém-nascidos.
   c) A deficiência na atividade da lactase-floretizina hidrolase leva à intolerância à lactose, resultando em sintomas como fermentação da lactose pela microbiota colônica e produção de gases.

d) O teste de tolerância à lactose envolve a administração de glicose e a medição da concentração de lactase no sangue para avaliar a intolerância.

e) Indivíduos com intolerância grave à lactose não precisam restringir a lactose na dieta, podendo consumir produtos lácteos normalmente.

3. Sobre o diabetes e suas características, assinale a alternativa correta:
   a) O diabetes tipo 1 é causado pela resistência à insulina e está associado principalmente a sobrepeso e sedentarismo.
   b) O diabetes tipo 2 representa cerca de 5% dos casos e é geralmente diagnosticado antes dos 30 anos, estando associado à destruição das células beta do pâncreas pelo sistema imunológico.
   c) O diabetes gestacional é uma condição permanente que requer tratamento com insulina após o parto para evitar complicações futuras.
   d) O diabetes tipo 1 é uma condição hereditária em que o sistema imunológico ataca as células beta do pâncreas, enquanto o diabetes tipo 2 está relacionado a fatores como sobrepeso, sedentarismo e hábitos alimentares inadequados.
   e) A prática regular de exercícios físicos e a manutenção de uma alimentação balanceada não têm impacto significativo na prevenção do diabetes tipo 2.

4. Discuta as principais diferenças entre o diabetes tipo 1 e o diabetes tipo 2, incluindo suas causas, características clínicas e estratégias de manejo. Considere como esses tipos de diabetes afetam o tratamento e a gestão do paciente e como as intervenções preventivas podem variar entre os dois tipos.

5. Analise o impacto do diabetes gestacional na saúde da gestante e do bebê, incluindo possíveis complicações durante a gravidez e o parto. Em sua análise, descreva as medidas preventivas e de manejo que podem ser adotadas para minimizar os riscos associados ao diabetes gestacional.

Questão para reflexão

1. O planejamento alimentar para indivíduos com obesidade envolve uma abordagem multifacetada que vai além da simples redução de calorias. Considerando as complexidades associadas à obesidade, como fatores metabólicos, hormonais e psicológicos, como você avalia a importância de integrar estratégias personalizadas e mudanças comportamentais no planejamento dietético? Em sua opinião, qual é o papel do suporte psicossocial no sucesso a longo prazo de um plano alimentar para obesidade e como ele pode ser efetivamente incorporado no processo de planejamento e acompanhamento?

Considerações finais

No decorrer dos capítulos deste livro, foi possível analisar a complexidade do planejamento dietético, uma vez que foram examinadas desde as necessidades nutricionais básicas até as particularidades de condições específicas, como obesidade, diabetes, intolerâncias alimentares e transtornos alimentares. Buscamos destacar a importância de uma abordagem integrada e personalizada para atender às diversas necessidades de indivíduos e grupos.

Inicialmente, exploramos os conceitos fundamentais das *Dietary Reference Intakes* (DRIs), como a Ingestão Adequada (AI), a Necessidade Média Estimada (EAR) e a Ingestão Dietética Recomendada (RDA). Esses parâmetros são essenciais para a elaboração de planos alimentares que atendam às necessidades nutricionais específicas de cada pessoa. A compreensão e a aplicação correta desses valores permitem que nutricionistas desenvolvam dietas equilibradas e adequadas, promovendo a saúde e o bem-estar.

Também discutimos o impacto dos programas nacionais de alimentação, como o Programa Nacional de Alimentação Escolar (PNAE) e o Programa de Alimentação do Trabalhador (PAT). Esses programas evidenciam a importância da nutrição adequada em contextos coletivos, desde a infância na escola até o ambiente de trabalho, e a necessidade de um planejamento cuidadoso para garantir a eficácia e a adequação das refeições oferecidas.

O planejamento alimentar para condições específicas, como obesidade, diabetes e intolerâncias alimentares, foi outro foco de atenção neste livro. Vimos que o planejamento eficaz não apenas considera as necessidades nutricionais, mas também integra estratégias comportamentais e psicossociais, reconhecendo a relevância de um suporte holístico.

A capacidade de adaptar as intervenções às necessidades individuais e às realidades do paciente é essencial para promover mudanças sustentáveis e eficazes na saúde.

Esperamos que este livro tenha sido enriquecedor em sua jornada acadêmica e profissional. Com a diversidade de tópicos abordados, nosso objetivo é ter contribuído para o seu entendimento profundo e aplicado do planejamento dietético em diferentes contextos. Desejamos a você ótimos estudos e sucesso contínuo em sua carreira, confiantes de que as ferramentas e os conhecimentos adquiridos aqui ajudarão a aprimorar suas práticas e a fazer a diferença na vida das pessoas.

Lista de siglas

AEE – Atendimento Educacional Especializado

AI – *Adequate Intake* (Ingestão Adequada)

AMDR – *Acceptable Macronutrient Distribution Range* (Faixa de Distribuição Aceitável de Macronutriente)

Anvisa – Agência Nacional de Vigilância Sanitária

APLV – Alergia à proteína do leite de vaca

CFN – Conselho Federal de Nutrição

CLT – Consolidação das Leis do Trabalho

CNPJ – Cadastro Nacional da Pessoa Jurídica

CRN – Conselho Regional de Nutrição

DRI – *Dietary Reference Intakes* (Ingestão Dietética Recomendada)

EAR – *Estimated Average Requirement* (Necessidade Média Estimada)

EJA – Educação de jovens e adultos

Endef – Estudo Nacional de Despesas Familiares

ETA – Efeito térmico dos alimentos

FAO – *Food and Agriculture Organization* (Organização das Nações Unidas para a Alimentação e a Agricultura)

FBA – Departamento de Alimentos e Nutrição Experimental

FCF/USP – Faculdade de Ciências Farmacêuticas da Universidade de São Paulo

FGTS – Fundo de Garantia do Tempo de Serviço

FNDE – Fundo Nacional de Desenvolvimento da Educação

GEB – Gasto energético basal

GER – Gasto energético em repouso

GET – Gasto energético total

IBGE – Instituto Brasileiro de Geografia e Estatística

IDR – Ingestão Dietética Recomendada

ILPI – Instituição de longa permanência para idosos

IMC – Índice de Massa Corporal

IOM – Institute of Medicine

Nepal – Núcleo de Estudos e Pesquisas em Alimentação

OGM – Organismo geneticamente modificado

OMS – Organização Mundial da Saúde

PAT – Programa de Alimentação do Trabalhador

PNAE – Programa Nacional de Alimentação Escolar

POF – Pesquisa de Orçamentos Familiares

RDA – *Recommended Dietary Allowance* (Ingestão Dietética Recomendada)

RDAs – Recomendações Dietéticas Adequadas

RDC – Resolução da Diretoria Colegiada

SAN – Segurança alimentar e nutricional

SBD – Sociedade Brasileira de Diabetes

TA – Termogênese por atividade

Taco – Tabela Brasileira de Composição de Alimentos

TBCA – Tabela Brasileira de Composição de Alimentos

TCAP – Transtorno da compulsão alimentar periódica

TCU – Tribunal de Contas da União

TMB – Taxa metabólica basal

UAN – Unidade de Alimentação e Nutrição

UL – *Tolerable Upper Intake Level* (Limite Superior Tolerável)

Unicamp – Universidade Estadual de Campinas

VET – Valor energético total

Vigitel – Vigilância de Fatores de Risco e Proteção para Doenças Crônicas por Inquérito Telefônico

VLCD – *Very low-calorie diet*

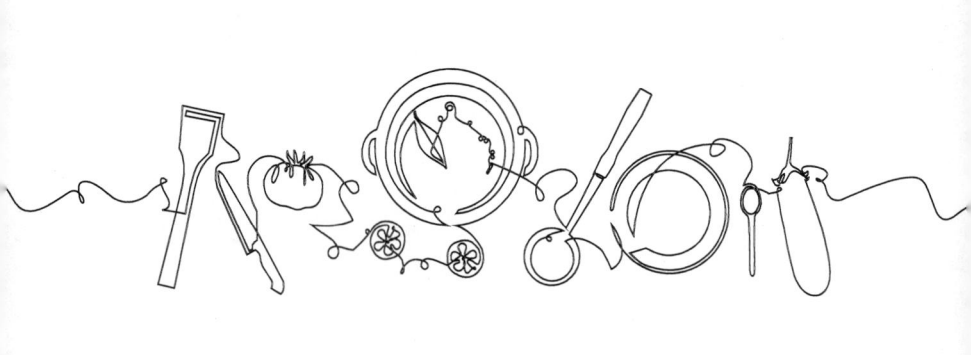

Referências

ABESO – Associação Brasileira para o Estudo da Obesidade e Síndrome Metabólica. **Diretrizes Brasileiras de Obesidade 2016**. 4. ed. São Paulo, 2016. Disponível em: <https://abeso.org.br/wp-content/uploads/2019/12/Diretrizes-Download-Diretrizes-Brasileiras-de-Obesidade-2016.pdf>. Acesso em: 8 nov. 2024.

ABESO – Associação Brasileira para o Estudo da Obesidade e Síndrome Metabólica; SBEM – Sociedade Brasileira de Endocrinologia e Metabologia. **Obesidade controlada**: para você entender uma nova forma de classificar a obesidade, baseada na trajetória do peso. 2023. Disponível em: <https://abeso.org.br/wp-content/uploads/2023/12/Ebook_Obesidade_Controlada.pdf>. Acesso em: 8 nov. 2024.

APPOLINÁRIO, J. C.; CLAUDINO, A. M. Transtornos alimentares. **Revista Brasileira de Psiquiatria**, v. 22, p. 28-31, dez. 2000. Disponível em: <https://www.scielo.br/j/rbp/a/P6XZkzr5nTjmdVBTYyJVZPD>. Acesso em: 8 nov. 2024.

ARASI, S.; CAFAROTTI, A.; FIOCCHI, A. Cow's Milk Allergy. **Current Opinion in Allergy and Clinical Immunology**, v. 22, n. 3, p. 181-187, jun. 2022.

BRASIL. Decreto n. 5, de 14 de janeiro de 1991. **Diário Oficial da União**, Poder Executivo, Brasília, DF, 15 jan. 1991. Disponível em: <https://www2.camara.leg.br/legin/fed/decret/1991/decreto-5-14-janeiro-1991-342554-publicacaooriginal-1-pe.html#:~:text=Regulamenta%20a%20Lei%20n%C2%B0,1976%20e%20d%C3%A1%20outras%20provid%C3%AAncias.>. Acesso em: 8 nov. 2024.

BRASIL. Decreto n. 10.854, de 10 de novembro de 2021. **Diário Oficial da União**, Poder Executivo, Brasília, DF, 11 nov. 2021. Disponível em: <https://www.planalto.gov.br/ccivil_03/_ato2019-2022/2021/decreto/d10854.htm#:~:text=DECRETO%20N%C2%BA%2010.854%2C%20DE%2010%20DE%20NOVEMBRO%20DE%202021&text=Regulamenta%20disposi%C3%A7%C3%B5es%20relativas%20%C3%A0%20legisla%C3%A7%C3%A3o,22%20de%20novembro%20de%202018.>. Acesso em: 8 nov. 2024.

BRASIL. Decreto-Lei n. 5.452, de 1º de maio de 1943. **Diário Oficial da União**, Poder Executivo, Brasília, DF, 9 ago. 1943. Disponível em: <https://www.planalto.gov.br/ccivil_03/decreto-lei/del5452.htm>. Acesso em: 8 nov. 2024.

BRASIL. Lei n. 6.321, de 14 de abril de 1976. **Diário Oficial da União**, Poder Legislativo, Brasília, DF, 19 abr. 1976. Disponível em: <https://www.planalto.gov.br/ccivil_03/leis/l6321.htm>. Acesso em: 8 nov. 2024.

BRASIL. Lei n. 11.947, de 16 de junho de 2009. **Diário Oficial da União**, Poder Executivo, Brasília, DF, 17 jun. 2009. Disponível em: <https://www.planalto.gov.br/ccivil_03/_ato2007-2010/2009/lei/l11947.htm>. Acesso em: 8 nov. 2024.

BRASIL. Lei n. 12.982, de 28 de maio de 2014. **Diário Oficial da União**, Poder Legislativo, Brasília, DF, 29 maio 2014a. Disponível em: <https://www.planalto.gov.br/ccivil_03/_ato2011-2014/2014/lei/l12982.htm>. Acesso em: 8 nov. 2024.

BRASIL. Ministério da Educação. Fundo Nacional de Desenvolvimento da Educação. Conselho Deliberativo. Resolução n. 1, de 8 de fevereiro de 2017. **Diário Oficial da União**, Brasília, DF, 9 fev. 2017a. Disponível em: <https://www.gov.br/fnde/pt-br/acesso-a-informacao/legislacao/resolucoes/2017/resolucao-cd-fnde-mec-no-1-de-8-de-fevereiro-de-2017/view#:~:text=Altera%20o%20valor%20per%20capita,Programa%20de%20Alimenta%C3%A7%C3%A3o%20Escolar%20%2D%20PNAE.>. Acesso em: 8 nov. 2024.

BRASIL. Ministério da Educação. Fundo Nacional de Desenvolvimento da Educação. Conselho Deliberativo. Resolução n. 6, de 8 de maio de 2020. **Diário Oficial da União**, Brasília, DF, 10 maio 2020a. Disponível em: <https://www.gov.br/fnde/pt-br/acesso-a-informacao/legislacao/resolucoes/2020/resolucao-no-6-de-08-de-maio-de-2020/view>. Acesso em: 8 nov. 2024.

BRASIL. Ministério da Educação. Fundo Nacional de Desenvolvimento da Educação. Conselho Deliberativo. Resolução n. 26, de 17 de junho de 2013. **Diário Oficial da União**, Brasília, DF, 18 jun. 2013a. Disponível em: <https://www.gov.br/fnde/pt-br/acesso-a-informacao/legislacao/resolucoes/2013/resolucao-cd-fnde-no-26-de-17-de-junho-de-2013#:~:text=Disp%C3%B5e%20sobre%20o%20atendimento%20da,Nacional%20de%20Alimenta%C3%A7%C3%A3o%20Escolar-%20%E2%80%93%20PNAE.>. Acesso em: 8 nov. 2024.

BRASIL. Ministério da Saúde. Agência Nacional de Vigilância Sanitária. Instrução Normativa n. 28, de 26 de julho de 2018. **Diário Oficial da União**, Brasília, DF, 27 jul. 2018. Disponível em: <https://antigo.anvisa. gov.br/documents/10181/3898888/IN_28_2018_COMP.pdf/db9c7460-ae66-4f78-8576-dfd019bc9fa1>. Acesso em: 4 nov. 2024.

BRASIL. Ministério da Saúde. Agência Nacional de Vigilância Sanitária. Instrução Normativa n. 75, de 8 de outubro de 2020. **Diário Oficial da União**, Brasília, DF, 9 out. 2020b. Disponível em: <https://antigo.anvisa. gov.br/documents/10181/3882585/IN 75_2020_.pdf/7d74fe2d-e187-4136-9fa2-36a8dcfc0f8f>. Acesso em: 4 nov. 2024.

BRASIL. Ministério da Saúde. Agência Nacional de Vigilância Sanitária. Resolução da Diretoria Colegiada n. 269, de 22 de setembro de 2005. **Diário Oficial da União**, Brasília, DF, 23 set. 2005. Disponível em: <https://bvsms.saude.gov.br/bvs/saudelegis/anvisa/2005/rdc0269_22_09_2005.html>. Acesso em: 4 nov. 2024.

BRASIL. Ministério da Saúde. Agência Nacional de Vigilância Sanitária. Resolução da Diretoria Colegiada n. 429, de 8 de outubro de 2020. **Diário Oficial da União**, Brasília, DF, 9 out. 2020c. Disponível em: <https://antigo.anvisa.gov.br/documents/10181/3882585/RDC_429_2020_.pdf/9dc15f3a-db4c-4d3f-90d8-ef4b80537380>. Acesso em: 4 nov. 2024.

BRASIL. Ministério da Saúde. **Guias alimentares**. Disponível em: <https://www.gov.br/saude/pt-br/composicao/saps/promocao-da-saude/guias-alimentares>. Acesso em: 13 nov. 2024a.

BRASIL. Ministério da Saúde. **Saúde de A a Z**: Diabetes (diabetes mellitus). Disponível em: <https://www.gov.br/saude/pt-br/assuntos/saude-de-a-a-z/d/diabetes#:~:text=De%20acordo%20com%20a%20Sociedade,%2C9%25%20da%20popula%C3%A7%C3%A3o%20nacional.>. Acesso em: 13 nov. 2024b.

BRASIL. Ministério da Saúde. Secretaria de Atenção à Saúde. Departamento de Atenção Básica. **Guia alimentar para a população brasileira**: promovendo a alimentação saudável. Brasília, 2006a. Disponível em: <https://bvsms.saude.gov.br/bvs/publicacoes/guia_alimentar_populacao_brasileira_2008.pdf>. Acesso em: 4 nov. 2024.

BRASIL. Ministério da Saúde. Secretaria de Atenção à Saúde. Departamento de Atenção Básica. **Guia alimentar para a população brasileira**. 2. ed. Brasília, 2014b. Disponível em: <https://www.gov.br/saude/pt-br/assuntos/saude-brasil/publicacoes-para-promocao-a-saude/guia_alimentar_populacao_brasileira_2ed.pdf/view>. Acesso em: 4 nov. 2024.

BRASIL. Ministério da Saúde. Secretaria de Vigilância em Saúde e Ambiente. Departamento de Análise Epidemiológica e Vigilância de Doenças Não Transmissíveis. **Vigitel Brasil 2023**: vigilância de fatores de risco e proteção para doenças crônicas por inquérito telefônico. Brasília, 2023. Disponível em: <https://www.gov.br/saude/pt-br/centrais-de-conteudo/publicacoes/svsa/vigitel/vigitel-brasil-2023-vigilancia-de-fatores-de-risco-e-protecao-para-doencas-cronicas-por-inquerito-telefonico>. Acesso em: 4 nov. 2024.

BRASIL. Ministério da Saúde. Secretaria-Executiva. Secretaria de Atenção à Saúde. **Glossário temático**: alimentação e nutrição. 2. ed. Brasília, 2013b. Disponível em: <https://bvsms.saude.gov.br/bvs/publicacoes/glossario_tematico_alimentacao_nutricao_2ed.pdf>. Acesso em: 1º out. 2024.

BRASIL. Ministério do Trabalho e Emprego. Ministério da Fazenda. Ministério da Saúde. Ministério da Previdência Social. Ministério do Desenvolvimento Social e Combate à Fome. Portaria Interministerial n. 66, de 25 de agosto de 2006. **Diário Oficial da União**, Brasília, DF, 28 ago. 2006b. Disponível em: <https://www.gov.br/trabalho-e-emprego/pt-br/servicos/empregador/programa-de-alimentacao-do-trabalhador-pat/arquivos-legislacao/portarias-interministeriais/pat_portaria_interministerial_66_2006.pdf>. Acesso em: 8 nov. 2024.

BRASIL. Ministério do Trabalho e Emprego. Ministério da Fazenda. Ministério da Saúde. Portaria Interministerial n. 5, de 30 de novembro de 1999. **Diário Oficial da União**, Brasília, DF, 3 dez. 1999. Disponível em: <https://www.gov.br/trabalho-e-emprego/pt-br/servicos/empregador/programa-de-alimentacao-do-trabalhador-pat/arquivos-legislacao/portarias-interministeriais/pat_portaria_interministerial_05_1999_atualizada.pdf>. Acesso em: 8 nov. 2024.

BRASIL. Tribunal de Contas da União. Fundo Nacional de Desenvolvimento da Educação. Conselho de Alimentação Escolar. **Cartilha para Conselheiros do Programa Nacional de Alimentação Escolar (PNAE)**. Brasília, 2017b. Disponível em: <https://portal.tcu.gov.br/data/files/46/B3/C4/E8/604CF610F5680BF6F18818A8/Cartilha_conselheiros_Programa_Nacional_Alimentacao.pdf>. Acesso em: 8 nov. 2024.

CANELLA, D. S.; BANDONI, D. H.; JAIME, P. C. Densidade energética de refeições oferecidas em empresas inscritas no Programa de Alimentação do Trabalhador no município de São Paulo. **Revista de Nutrição**, Campinas, v. 24, n. 5, p. 715-724, set./out. 2011. Disponível em: <https://www.scielo.br/j/rn/a/bmQS3PrXz8TYyg7RJhQzjRR/>. Acesso em: 8 nov. 2024.

CEASA-PR – Centrais de Abastecimento do Paraná. **Calendário da comercialização de hortaliças e frutas – Ceasa Ctba**. Disponível em: <https://www.ceasa.pr.gov.br/sites/ceasa/arquivos_restritos/files/documento/2021-05/calendario_atual.pdf>. Acesso em: 20 mar. 2024.

CFN – Conselho Federal de Nutricionistas. **Recomendação n. 4, de 21 de fevereiro de 2016**. Brasília, 22 nov. 2016. Disponível em: <https://crn10.org.br/wp-content/uploads/2016/04/recomendao-cfn-n-004-2016-prescrio-de-suplementos-nutricionais.pdf>. Acesso em: 4 nov. 2024.

CFN – Conselho Federal de Nutricionistas. Resolução n. 390, de 27 de outubro de 2006. **Diário Oficial da União**, Brasília, 22 nov. 2006. Disponível em: <https://www.cfn.org.br/wp-content/uploads/resolucoes/resolucoes_old/Res_390_2006.html#:~:text=Regulamenta%20a%20prescri%C3%A7%C3%A3o%20diet%C3%A9tica%20de,nutricionista%20e%20d%C3%A1%20outras%20provid%C3%AAncias.>. Acesso em: 4 nov. 2024.

CFN – Conselho Federal de Nutricionistas. Resolução n. 600, de 25 de fevereiro de 2018. **Diário Oficial da União**, Brasília, 20 abr. 2018. Disponível em: <https://www.cfn.org.br/wp-content/uploads/resolucoes/resolucoes_old/Res_600_2018.htm#:~:text=Texto%20retificado%20em%2023%20de,sociedade%20e%20d%C3%A1%20outras%20provid%C3%AAncias.>. Acesso em: 8 nov. 2024.

DARMA, A. et al. Lactose Intolerance Versus Cow's Milk Allergy in Infants: A Clinical Dilemma. **Nutrients**, v. 16, n. 3, p. 414, jan. 2024.

ETO, T. C. T.; SILVA, J. A. P. **Planejamento de cardápio**. Londrina: Editora e Distribuidora Educacional S.A., 2018.

FAO – Food and Agriculture Organization of the United Nations. Disponível em: <https://www.fao.org/home/en>. Acesso em: 4 nov. 2024.

GIBBS, J.; CAPPUCCIO, F. P. Common Nutritional Shortcomings in Vegetarians and Vegans. **Dietetics**, v. 3, n. 2, p. 114-128, Apr. 2024.

GUIMARÃES, A. F.; GALISA, M. S. **Cálculos nutricionais**: conceitos e aplicações práticas. São Paulo: M. Books, 2008.

HOLLER, H. J. Understanding the Use of the Exchange Lists for Meal Planning in Diabetes Management. **The Diabetes Educator**, v. 17, n. 6, p. 474-482, 1991.

IBGE – Instituto Brasileiro de Geografia e Estatística. **Pesquisa de Orçamentos Familiares 2002-2003**: análise da disponibilidade domiciliar de alimentos e do estado nutricional no Brasil. Rio de Janeiro, 2004. Disponível em: <https://biblioteca.ibge.gov.br/index.php/biblioteca-catalogo?view=detalhes&id=24472>. Acesso em: 4 nov. 2024.

IBGE – Instituto Brasileiro de Geografia e Estatística. **Pesquisa de Orçamentos Familiares 2008-2009**: avaliação nutricional da disponibilidade domiciliar de alimentos no Brasil. Rio de Janeiro, 2010. Disponível em: <https://www.ibge.gov.br/estatisticas/sociais/saude/9050-pesquisa-de-orcamentos-familiares.html>. Acesso em: 4 nov. 2024.

IBGE – Instituto Brasileiro de Geografia e Estatística. **Pesquisa de Orçamentos Familiares 2017-2018**: avaliação nutricional da disponibilidade domiciliar de alimentos no Brasil. Rio de Janeiro, 2020. Disponível em: <https://www.ibge.gov.br/estatisticas/sociais/saude/9050-pesquisa-de-orcamentos-familiares.html>. Acesso em: 4 nov. 2024.

IDF – INTERNATIONAL DIABETES FEDERATION. **IDF Diabetes Atlas**. 40. ed. Disponível em: <https://profissional.diabetes.org.br/wp-content/uploads/2022/02/IDF_Atlas_10th_Edition_2021-.pdf>. Acesso em: 13 nov. 2024.

INSTITUTE OF MEDICINE OF THE NATIONAL ACADEMIES. Food and Nutrition Board. **Dietary Reference Intakes (DRIs)**: Estimated Average Requirements. Disponível em: <https://www.ncbi.nlm.nih.gov/books/NBK588659/>. Acesso em: 4 nov. 2024.

IOM – Institute of Medicine of the National Academies. **DRI – Dietary Reference Intakes for Calcium and Vitamin D**. Washington, DC: National Academies Press, 2011.

ISSA, R. C. et al. Alimentação escolar: planejamento, produção, distribuição e adequação. **Revista Panamericana de Salud Pública**, v. 35, n. 2, p. 96-103, 2014. Disponível em: <https://www.scielosp.org/pdf/rpsp/v35n2/a03v35n2.pdf>. Acesso em: 8 nov. 2024.

KAC, G.; VELÁSQUEZ-MELÉNDEZ, G. A transição nutricional e a epidemiologia da obesidade na América Latina. **Cadernos de Saúde Pública**, v. 19, n. 1, p. S4-S5, 2003. Disponível em: <https://www.scielo.br/j/csp/a/br6Lw9rL5TN5qmd3tN4f39L/>. Acesso em: 4 nov. 2024.

LEE, E. et al. Acceptable Macronutrient Distribution Ranges and Hypertension. **Clinical and Experimental Hypertension**, v. 37, n. 6, p. 463-467, 2015.

MENDONÇA, R. T. **Nutrição**: um guia completo de alimentação, práticas de higiene, cardápios, doenças, dietas, gestão. São Paulo: Rideel, 2016.

MOUSAN, G.; KAMAT, D. Cow's Milk Protein Allergy. **Clinical Pediatrics**, v. 55, n. 11, p. 1054-1063, Oct. 2016.

MURPHY, S. P. et al. History of Nutrition: the Long Road Leading to the Dietary Reference Intakes for the United States and Canada. **Advances in Nutrition**, v. 7, n. 1, p. 157-168, Jan. 2016.

NATIONAL ACADEMIES SCIENCES, ENGINEERING, AND MEDICINE. **Dietary Reference Intakes for Energy**. Washington (DC): National Academies Press, 2023.

OTTEN, J. J.; HELLWIG, J. P.; MEYERS, L. D. (Ed.). **Dietary Reference Intakes**: the Essential Guide to Nutriente Requirements. Washington, DC: National Academy Press, 2006.

PADOVANI, R. M. et al. Dietary Reference Intakes: aplicabilidade das tabelas em estudos nutricionais. **Revista de Nutrição**, Campinas, v. 19, n. 6, p. 741-760, nov./dez. 2006. Disponível em: <https://www.scielo.br/j/rn/a/YPLSxWFtJFR8bbGvBgGzdcM/abstract/?lang=pt>. Acesso em: 13 nov. 2024.

PAYNE-PALACIO, J.; THEIS, M. **Gestão de negócios em alimentação**: princípios e práticas. Barueri: Manole, 2015.

PAWLAK, R. et al. How Prevalent Is Vitamin B(12) Deficiency among Vegetarians? **Nutrition Reviews**, v. 71, n. 2, p. 110-117, Feb. 2013.

PEIXINHO, A. M. L. A trajetória do Programa Nacional de Alimentação Escolar no período de 2003-2010: relato do gestor nacional. **Ciência & Saúde Coletiva**, v. 18, n. 4, p. 909-916, abr. 2013. Disponível em: <https://www.scielo.br/j/csc/a/386B5JLGr4qtcmc8FZytzQL/abstract/?lang=pt>. Acesso em: 8 nov. 2024.

PHILIPPI, S. T.; AQUINO, R. C. **Dietética**: princípios para o planejamento de uma alimentação saudável. Barueri: Manole, 2015.

PHILIPPI, S. T. (Org.). **Pirâmide dos alimentos**: fundamentos básicos da nutrição. 2. ed. Barueri: Manole, 2014.

REGGIOLLI, M. R. **Planejamento estratégico de cardápios para gestão de negócios em alimentação**. 2. ed. São Paulo: Atheneu, 2019.

SILVA, S. M. C. S.; BERNARDES, S. M. **Cardápio**: guia prático para a elaboração. São Paulo: Atheneu, 2001.

SILVA, S. M. C. S.; MARTINEZ, S. da. **Cardápio**: guia prático para a elaboração. 4. ed. Rio de Janeiro: Guanabara Koogan, 2019.

SVB – Sociedade Vegetariana Brasileira. **Guia alimentar de dietas vegetarianas para adultos**. Florianópolis, 2012. Disponível em: <https://old.svb.org.br/livros/SVB-GuiaAlimentar-2018.pdf>. Acesso em: 13 nov. 2024.

SVB – Sociedade Vegetariana Brasileira. **Pesquisa do IBOPE aponta crescimento histórico no número de vegetarianos no Brasil**. 2022. Disponível em: <https://svb.org.br/2469-pesquisa-do-ibope-aponta-crescimento-historico-no-numero-de-vegetarianos-no-brasil/>. Acesso em: 13 nov. 2024.

SLYWITCH, E. **Tudo o que você precisa saber sobre nutrição vegetariana**. [S.l.]: SVB, 2018. Disponível em: <https://old.svb.org.br/images/livros/alimentacao-vegetariana2019-web-.pdf>. Acesso em: 13 nov. 2024.

TEIXEIRA, S. et al. **Administração aplicada às Unidades de Alimentação e Nutrição**. São Paulo: Atheneu, 2007.

THEICHMANN, I. M. **Cardápios**: técnicas e criatividade. Caxias do Sul: Educs, 2017.

WEIS, G. C. C. et al. **Administração de Unidades de Alimentação e Nutrição**. Porto Alegre: Sagah, 2022.

WHO – World Health Organization. **Obesity**: Preventing and Managing the Global Epidemic – Report of a WHO Consultation. Geneva, Switzerland, 2000. (WHO Technical Report Series; 894). Disponível em: <https://iris.who.int/handle/10665/42330>. Acesso em: 13 nov. 2024.

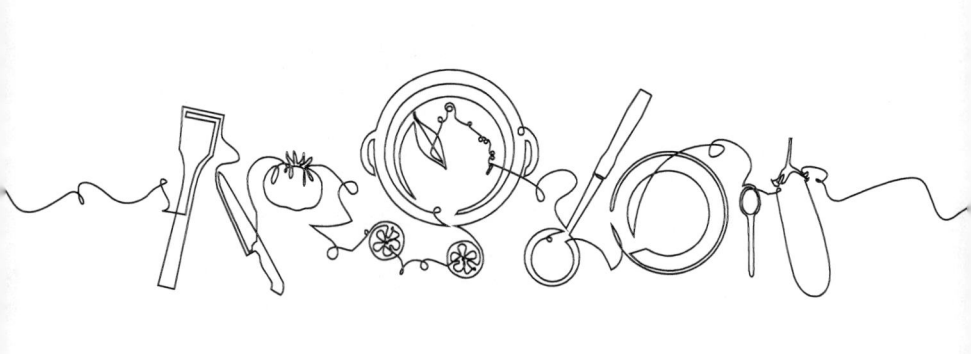

Respostas

Capítulo 1

Questões para revisão
1. d
2. a
3. a
4. É possível citar dimensões culturais, sociais, econômicas, individuais, coletivas e palatáveis, além de memória afetiva, disponibilidade de alimentos e aspectos comportamentais. Essas dimensões determinam a escolha de alimentos, devendo ser consideradas no momento do planejamento dietético.
5. É o fenômeno no qual ocorre uma inversão nos padrões de distribuição dos problemas nutricionais de uma dada população no tempo, ou seja, uma mudança na magnitude e no risco de agravos associados ao padrão de determinação de doenças atribuídas ao atraso e à modernidade, sendo, em geral, uma passagem da desnutrição para a obesidade.

Capítulo 2

Questões para revisão
1. e
2. b
3. c
4. A Ingestão Adequada (*Adequate Intake* – AI) é um valor estabelecido para a ingestão diária média de um nutriente baseado em observações de consumo e determinações experimentais, utilizado

quando não há dados suficientes para definir a Necessidade Média Estimada (*Estimated Average Requirement* – EAR) e a Ingestão Dietética Recomendada (*Recommended Dietary Allowance* – RDA). A AI serve como uma referência para garantir que a ingestão de um nutriente seja adequada para manter um estado nutricional saudável, promovendo o crescimento normal e a manutenção dos níveis séricos apropriados de nutrientes. No entanto, apesar de sua utilidade como referência para orientação dietética, a AI apresenta limitações significativas. Ela não é apropriada para fins de avaliação do estado nutricional, uma vez que não permite determinar a probabilidade de inadequação caso o consumo habitual esteja abaixo do valor estabelecido de AI. Isso ocorre porque a AI é baseada em observações e estimativas que não fornecem informações detalhadas sobre a variabilidade da necessidade individual e a distribuição do consumo na população.

5. A Necessidade Média Estimada (*Estimated Average Requirement* – EAR) é um valor fundamental nas *Dietary Reference Intakes* – DRIs (Ingestões Dietéticas de Referência) que representa a ingestão média diária de um nutriente estimada para atender às necessidades de 50% da população de um grupo específico. A EAR é baseada em dados científicos que consideram a distribuição dos requisitos nutricionais na população e fornece uma base para calcular a Ingestão Dietética Recomendada (*Recommended Dietary Allowance* – RDA) e para avaliar a adequação da ingestão nutricional. O conceito de EAR é essencial no planejamento dietético, pois fornece um ponto de referência para a ingestão média de nutrientes que, segundo a evidência científica, deve ser suficiente para satisfazer as necessidades nutricionais de metade dos indivíduos de um grupo. A partir da EAR, pode-se derivar a RDA, que é calculada adicionando-se um valor de margem de segurança para atender às necessidades da maioria da população, ou seja, aproximadamente 97-98% dos indivíduos.

Capítulo 3

Questões para revisão

1. a
2. c
3. b
4. É a quantidade de energia necessária para manter o indivíduo vivo, ou seja, para manter as atividades vitais, como batimento cardíaco, respiração, circulação, entre outras, durante as 24 horas do dia.
5. Um fator que pode aumentar o gasto de energia no organismo é a prática de exercícios físicos. Durante a atividade física, o corpo exige mais energia para sustentar o esforço físico, o que leva a um aumento no gasto calórico. Esse aumento ocorre porque os músculos trabalham mais intensamente, exigindo mais oxigênio e nutrientes para gerar energia. Além disso, o exercício físico eleva a taxa metabólica basal (TMB), ou seja, a quantidade de energia que o corpo gasta em repouso para manter funções vitais, como a respiração e a circulação sanguínea. Portanto, a prática regular de exercícios físicos contribui significativamente para um aumento no gasto energético total do organismo.

Capítulo 4

Questões para revisão

1. d
2. c
3. a
4. Por exemplo, a cor: os alimentos incluídos no cardápio devem apresentar cores contrastantes, pois, dessa forma, obtém-se maior variedade de alimentos e, consequentemente, de nutrientes e compostos bioativos. Cores vivas despertam o interesse de consumo por parte dos clientes, e os principais elementos responsáveis pela cor do

cardápio são as frutas e as hortaliças. Quando as preparações forem para o bufê de distribuição, deve-se observar a disposição das travessas para que as cores das preparações sejam dispostas de forma alternada, tornando o visual mais atrativo.

5. A alimentação apresenta dimensões culturais, sociais, econômicas, individuais, coletivas e palatáveis, além de aspectos como memória afetiva, disponibilidade de alimentos e aspectos comportamentais, os quais determinam a escolha dos alimentos, devendo ser considerados no momento do planejamento dietético.

Capítulo 5

Questões para revisão

1. d
2. a
3. a
4. O Programa Nacional de Alimentação Escolar (PNAE) é estruturado para oferecer refeições que atendam às necessidades nutricionais dos estudantes e para fomentar hábitos alimentares saudáveis. As diretrizes contemplam a oferta de refeições equilibradas, a inclusão de alimentos variados e nutritivos e a promoção de práticas alimentares adequadas. O planejamento dietético deve considerar a faixa etária dos alunos, suas necessidades específicas e as normas estabelecidas. Desafios como a diversidade de gostos e as restrições alimentares podem ser enfrentados com estratégias como a educação nutricional e a adaptação do cardápio às preferências e necessidades regionais. O nutricionista desempenha um papel crucial na tarefa de garantir que as refeições sejam nutricionalmente adequadas e atraentes para os estudantes.
5. O Programa de Alimentação do Trabalhador (PAT) visa melhorar a saúde dos trabalhadores por meio da oferta de refeições que atendam a padrões nutricionais adequados. O planejamento dietético

deve se concentrar em fornecer refeições balanceadas que ajudem a prevenir doenças como a obesidade e o diabetes, contribuindo, assim, para uma força de trabalho mais saudável e produtiva. Além disso, as atividades de educação alimentar e nutricional são essenciais para informar os trabalhadores sobre escolhas alimentares saudáveis e promover mudanças no estilo de vida. Integrar essas atividades ao programa pode levar a uma maior conscientização sobre nutrição, o que, por sua vez, pode melhorar a saúde geral e aumentar a produtividade.

Capítulo 6

Questões para revisão

1. b
2. c
3. d
4. O diabetes tipo 1 é uma condição autoimune em que o sistema imunológico ataca as células beta do pâncreas, responsáveis pela produção de insulina, o que leva a uma deficiência absoluta de insulina. Geralmente se manifesta em jovens, com frequência antes dos 30 anos. O tratamento para o diabetes tipo 1 envolve a administração contínua de insulina exógena e o monitoramento rigoroso dos níveis de glicose no sangue. Em contraste, o diabetes tipo 2 é mais comum e geralmente está associado a fatores de estilo de vida, como sobrepeso, sedentarismo e alimentação inadequada. Nesse tipo, o corpo produz insulina, mas as células se tornam resistentes a ela. O tratamento pode incluir mudanças no estilo de vida, medicamentos orais e, em alguns casos, insulina. A gestão do diabetes tipo 2 frequentemente envolve estratégias para melhorar a sensibilidade à insulina e controlar o peso.
5. O diabetes gestacional é uma forma temporária de diabetes que ocorre durante a gravidez, geralmente a partir do segundo trimestre.

Se não controlado adequadamente, pode levar a complicações tanto para a mãe quanto para o bebê, incluindo hipertensão gestacional, parto prematuro e aumento do risco de desenvolvimento de diabetes tipo 2 pela mãe após o parto. Para o bebê, as complicações podem incluir macrossomia (bebê com peso elevado), que pode levar a problemas durante o parto e aumento do risco de obesidade e diabetes tipo 2 na infância e na adolescência. Medidas preventivas consistem em monitoramento regular dos níveis de glicose durante a gravidez, especialmente para mulheres com fatores de risco como sobrepeso, histórico familiar de diabetes ou idade avançada. A gestão do diabetes gestacional geralmente envolve mudanças na dieta, prática de exercícios físicos e monitoramento constante dos níveis de glicose. Em alguns casos, pode ser necessário o uso de insulina para manter os níveis de glicose controlados. Após o parto, o acompanhamento contínuo é importante para verificar a resolução do diabetes gestacional e monitorar a saúde da mãe e do bebê.

Sobre o autor

Alisson David Silva é mestre em Alimentação e Nutrição (2020) pela Universidade Federal do Paraná (UFPR); especialista em Nutrição Esportiva (2018) e graduado em Nutrição (2019) pelas Faculdades Integradas Espírita (2019); e graduado em Agronomia (2010) pela Pontifícia Universidade Católica do Paraná (PUCPR). É professor do curso de Nutrição do Centro Universitário Internacional Uninter.

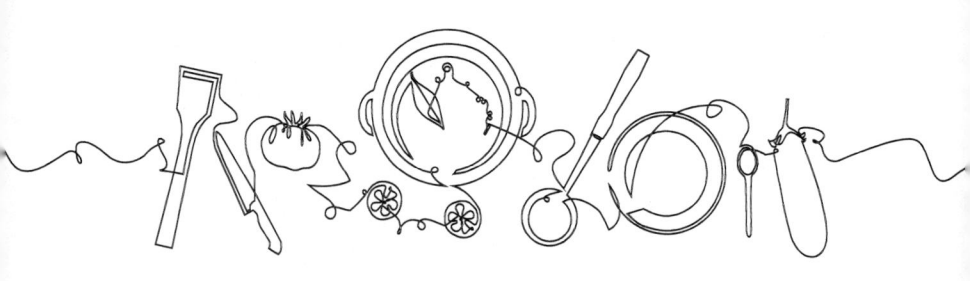

Impressão:
Março, 2025.